U0278109

The Incredible 5-Point Scale

[美] 卡丽·邓恩·比龙｜米茨·柯蒂斯 著
（Kari Dunn Buron,MS）｜(Mitzi Curtis,MA)

潘 敏 译

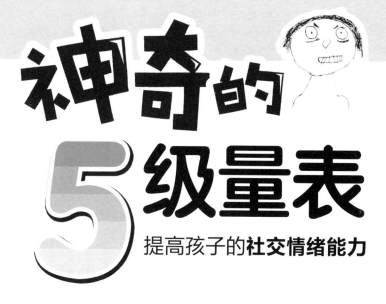

神奇的 5 级量表

提高孩子的社交情绪能力

5级量表系列

The Significantly Improved and Expanded Second Edition
Assisting students in understanding social interactions
and controlling their emotional responses

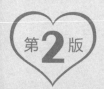

第2版

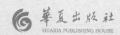

华夏出版社
HUAXIA PUBLISHING HOUSE

本书献给所有用系统化思维思考的朋友们。

推 荐 语

"我是 5 级量表的铁粉。我用 5 个词形容它：谦虚、周到、灵活、通用、实用。简言之，它是一款经典的教学工具。同第 1 版一样，第 2 版结构合理，易于理解且充满了真知灼见。5 级量表印证了那句话——经典永流传。"

——卡罗尔·格雷（Carol Gray）

社交故事™（Social Story™）创始人

《社交故事新编》（*The New Social Story™ Book*）作者

"为 ASD 学生的情绪调节提供支持已成为有效干预的重中之重。《神奇的 5 级量表》就是这样的一种实用支持。在第 2 版中，卡丽·邓恩·比龙和米茨·柯蒂斯再一次让我们见识了 5 级量表的威力，它可以帮助与 ASD 学生相处的人不仅能够识别学生的情绪状态，而且可以教导学生识别自己的情绪状态，进而促使所有的学生参与学习和互动。"

——巴里·M. 普里赞特（Barry M. Prizant，PhD，CCC-SLP）

布朗大学人类发展研究中心客座教授，儿童沟通项目主管，

《SCERTS® 模式》（*The SCERTS® Model*）合著者

"想教孩子社交和情绪调节技能的你一定不能错过这本书，它可是家长、老师的必备指南。书中的方法基于作者不断积累的实践经验而成，简单明了、灵活有趣。特别值得推荐的是，书中的活动极具个性化，形式丰富，主题涉及社交和情绪，5 级量表真是一份神奇的量表！"

——托尼·阿特伍德（Tony Attwood, PhD）

世界知名的阿斯伯格综合征研究专家，《阿斯伯格综合征完全指南》

（*The Complete Guide to Asperger's Syndrome*）作者

"卡丽和柯蒂斯的《神奇的 5 级量表》无疑是我们在教授社交课程时的得力助手。第

2 版在延续实用风格的同时，以认知行为疗法为基础，透过不同年龄段和功能水平的临床案例探索原始量表的更多用途。不论是父母，还是专业人士，只要他们服务的对象正在学习控制自己的行为，他们就会用到这个工具。"

——米歇尔·加西亚·温纳（Michelle Garcia Winner, MA, CCC-SLP）

社交思维®（Social Thinking®）创始人，

著有《我是一名社交小侦探》（*You Are A Social Detective!*）和《想想你，想想我》

（*Thinking About You Thinking About Me*）

"原作的续集经常让我感到失望，很少有续集能够延续原作的辉煌，但是卡丽和柯蒂斯的《神奇的 5 级量表》（第 2 版）是个例外。这本书超出了我的预期，作者基于循证实践为不同年龄段的谱系孩子提供所需的信息。每个人都应该学一学 5 级量表。"

——布伦达·史密斯·迈尔斯（Brenda Smith Myles, PhD）

通灵塔集团（Ziggurat Group）顾问

"所有年龄段和障碍程度的 ASD 孩子的父母及专业人士都会发现《神奇的 5 级量表》（第 2 版）是一份不可多得的教学资源。第 2 版在保留第 1 版教学方法的同时增加了针对不同年龄段和能力的孩子的社交和行为管理技能的教学，既适用于幼儿，也适用于无口语或典型的 ASD 孩子。还有一点值得一提，该书还提供了如何使用 5 级量表制订 IEP 的案例。"

——梅尔瓦·拉特克（Melva Radtke, MAT/English, JD）

ASD 孩子的父母，社交技能视频《第九大行星》（*9th Planet*）制片人

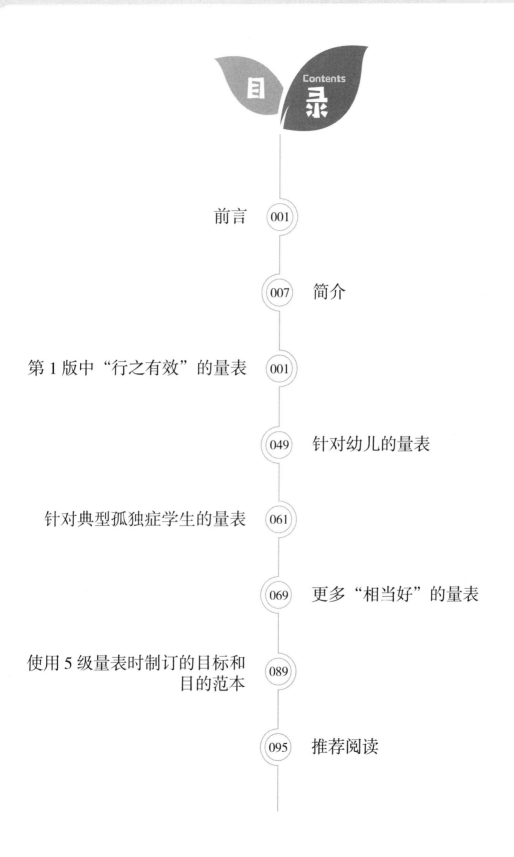

目 录 Contents

前　言

《神奇的5级量表》（第2版）（Buron & Curtis, 2012）分为六个部分。第一部分概述了如何使用5级量表，还有我们多年来收集的读者使用量表的故事。第二部分包括了第1版中的14个具体的量表和场景，既让老读者感到很亲切，也作为背景知识向新读者介绍这套神奇的工具。本书的其余部分对所有读者来说都是全新的内容。由于国内外的从业者提出，量表也要适用于年幼的学生和重度孤独症谱系障碍（Autism Spectrum Disorders, ASD）人士，本书第三部分介绍了专为幼儿设计的量表，第四部分则针对典型的孤独症人士重点介绍了焦虑曲线模型的扩展使用。第五部分包括了第1版问世之后，我们成功使用的各种新颖的量表。最后，第六部分列出了在个别化教育计划中教师使用量表所要达到的目标和目的。我们也为读者提供了可供下载的空白量表、小型便携式量表和量表工作表，方便自己复制使用①。

♥ 背景信息 ♥

从2003年开始，我们把《神奇的5级量表》作为一种学习社交理解的方法介绍给ASD学生和有类似挑战的学生。从那时起，我们越来越深切地理解为什么量表会有效，以及如何针对不同人群有效地使用量表。

尽管最近出现了一些让人激动不已的社交课程，但教师在准备教学计划时，才刚刚开始注重社交能力的教学。经过九年的时间，我们才慢慢明白，对于那些我们认为是"常识"的信息，ASD个体需要我们教授才能理解。丹尼尔·戈尔曼在《情商》（实践版）(*The Brain and Emotional Intelligence: New Insights*, Daniel Goleman, 2011) 中写道："我们的思想和行为范围会因自己没注意到的东西受到限制……"孤独症人士似乎没能注意到自己忽略了某些东西，这种注意不到对他们的思想和行为产生了影响。量表的主要目标就是帮助他们注意到自己和他人的社交行为并做出功能性的回应。

5级量表的目的是用具体的、系统的和无须评判的方式去教授社交和情感信息。社交

---

① 编注：关注微信公众号"华夏特教"，即可在线浏览或下载这些资源。

思维或情绪调节技能较差的学生往往会出现问题行为，尤其是在面对困难的社交情境时。通过量表，教师和家长用一个简单而有效的方法教授社交规则和期望，与孤独症人士一起，弄明白他人行为反应的原因以及过去和将来社交情境中出现的问题，并制订自我管理计划。

西蒙·巴伦－科恩的共情－系统化理论（empathizing–system theory; Golan & Baron–Cohen, 2008）似乎也支持使用量表教授社交和情感概念。该理论表明，ASD 人士有强烈的分析信息以确定前因后果的意愿。该理论还暗示使用系统教他们难以理解的信息是在利用他们的学习优势。

5 级量表让照顾者能更有效地与照顾对象沟通。一旦照顾者可以针对声音大小、沮丧程度或其他问题制定量表，那他们就能将学生在家庭和学校里面临的情况都纳入这个系统中，这样大家就可以在一个频道上沟通。例如，家长在家与儿童交流时也可以使用针对学校情境制定的声音等级量表。不管是在家里还是在学校，4 级可能是户外（使用的）声音；2 级声音可能是在学校图书馆里（使用）的声音，若家里有小宝宝在睡觉，使用的也应是 2 级声音。照顾者还可以把量表贴在家里，这样一来，与孩子交流何时何地使用几级声音就一目了然。

个体出现问题行为，通常是因为他们缺乏有效的社交沟通技能。换句话说，如果他们发现自己在社会交往中一而再、再而三地失败，那么他们就会不可避免地认为自己只会失败。因此，如果个体不擅长做其他人都擅长的事情，那么他们很可能会对这件事产生抵触情绪。因此，不要让评判的字眼出现在量表中，这一点很重要。例如，避免使用"好""坏""对""错"等词，也不要使用"后果"或"不恰当"这些让人沮丧的字眼。

如果你针对的是违法问题，那么可以这样制定量表：

规则 [1]

等级	什么样的（行为）
5	该等级行为违反了法律，如打人或破坏别人的财产。不管你是否同意，这些行为就是违反了法律。
4	该等级行为让人很害怕，但没有违反法律，如骂人或说难听的话。它们会让你丢掉工作或让其他人远离你。
3	该等级行为可能会给学校、工作单位或家庭带来麻烦，但它们不让人害怕。比如，与别人靠得太近、说话声音太大、忘记和别人分享。
2	该等级行为也许不是什么大问题。比如，你对别人不理不睬。它们可能不会让你惹上麻烦，但是如果你要交朋友或谈对象，这样做就行不通了。
1	该等级行为能让别人对你感觉不错，它们是帮你与别人建立良好关系的行为。

在上面的例子中，我们用非常直接和坦诚的方式处理问题，避免使用典型的评判性字眼。量表简单明了、客观真实、态度诚恳。下面的量表也是直接讨论问题，不带任何评判意味的。

---

[1] 原注：这与天宝·格兰丁（Temple Grandin）所说的"社交罪恶"（social sins）很相像。
（http://www.iidc.indiana.edu/index.php?paged=600）

结识女孩

等级	它是什么样的（行为）	女孩可能会怎么想？
5	告诉女孩她的身材很正点。	大多数女孩都不喜欢听到这样的话。如果你和她不熟，你的话会让她觉得很恐怖，甚至有侵犯的意味。
4	在拥挤的房间里对着女孩唱歌。	虽然这种行为不会伤害他人，但是让人觉得很奇怪。女孩可能会觉得很尴尬。
3	对女孩眨眼睛。	这种行为让人摸不着头脑。女孩很可能不知道是怎么回事。
2	为了结识女孩，参加课后的俱乐部或戏剧组织。	这样做可以，但是你可能不会遇到你喜欢的女孩或喜欢你的女孩，要有耐心。
1	在教室里坐在女孩旁边，然后向她介绍你自己。	这样做不错，保持下去。

要想提高个体对量表的接纳度和使用量表的积极性，和他们一起制定量表是个好办法。我们发现，即使是幼儿或口语能力非常有限的儿童，他们也能和照顾者共同制定量表。对于没有口语表达能力或意愿的个体，我们可以使用《超过 5 就失控了》（*A 5 Could Make Me Lose Control*, Buron, 2007）这本书中的活动帮他们完成量表。书中的活动不需要他们使用语言，只要把表示不同环境或不同社交情境的字卡或图卡放入标有等级的五个袋子

中即可，如把"与他人争论"的字卡或图卡放入标有"4"的袋子中。1号袋子里的社交情境对她没有丝毫影响；2号袋子里的情境可能会让她有些不安；3号袋子里的情境可能会让她紧张；4号袋子里的情境可能会让她生气；5号袋子里的情境可能会让她失去控制，甚至是爆发。

照顾者在与高功能 ASD 个体共同制定量表时，可以采用工作表的形式。这种形式可以让他在填写量表的同时，有机会写出具体是什么事情让他有何种感受，他可以用什么策略控制这些感受。照顾者还可以用这种共同制定的量表来设计支持计划，如在可能引发问题的环境中提供支持。

有些教师和家长问我们，量表是不是必须要有 5 个等级。虽然 5 这个数字没有什么魔力，但它似乎是最容易使用的数字。比如，把社交概念或情感分成 10 级似乎太难了。然而，我们遇到过许多自己制定量表的学生，其中有些人就坚持用 3 级、7 级、8 级和 10 级。我们甚至遇到过一位年轻人，他为自己制定了 15 级量表。

量表系统通过把社交和情感概念分成不同等级，帮助个体更好地理解它们。如果他掌握了这个系统，想要多加一些等级，那么这可能意味着他不仅接受了这个系统，而且通过加入自己的想法让这个活动变得更有趣。如果是这样的话，务必全力支持他。我们希望他能接受这个系统，所以不要因为坚持使用数字 5 而妨碍目标的达成。毕竟，社交弹性（social flexibility）也是我们要努力教授的课程。

使用量表最大的好处可能就是我们可以用它教授自我管理技能。在《焦虑，变小！变小！》（*When My Worries Get Too Big!*, Buron, 2006）一书中，我们通过量表先教授幼儿识别自己何时会感到有压力，然后教他们管理自身情绪的方法。多年来，最初的检核量表已经得到不断的扩展，我们发现可以使用它有效地教学生如何调节情绪。高度焦虑的学生可以在一天中定时检核，帮助自己控制好情绪。当面临的哪怕是小小的压力时，他们也可以使用放松例行程序避免自己失去控制。

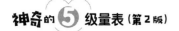

自我检核量表示例

等级	它让我有什么感受？我能做些什么？
5	失去控制！我需要在一个安全的地方待一会儿，让自己冷静下来。戴上耳机听听阿黛尔唱的歌。
4	非常不高兴或生气。我要在资源教室里待一会儿，和威尔逊夫人一起处理我的紧张情绪。
3	不是很好。我今天感觉很一般，可能是因为昨晚没睡好或公交车坐得不舒服。我需要做些放松练习。
2	还行。我能回到教室继续今天的学习。我还可以练习积极自我对话来帮助自己保持冷静。
1	愉快。我今天过得很愉快。我很冷静，注意力也集中。我能以好的状态去上学。

丹尼尔·戈尔曼（2011）将情商解释为自我意识、社会意识、自我管理和关系管理之间的相互作用。在此版《神奇的 5 级量表》中，我们提供了一些示例，说明如何使用量表处理这四个认知领域。

最后，感谢所有使用量表的人们，感谢你们花时间把你们的故事告诉我们。你们的故事很具启发性，我们希望该版本能够把它们呈现出来。

祝您读得开心！

卡丽和米茨

简　　介

　　切记，量表是一种教学工具，而不是另一种行为管理策略。当然，它也不是什么灵丹妙药，你不能指望把它贴到墙上后，所有的事情都会有所改观。

　　我们建议按照下列步骤制定量表，最好能与将来使用该量表的人一起制定：

1. 确定问题。什么事是个体做了但你不希望他做的？什么事是个体没做但你希望他做的？什么样的社交情境让他感到困惑不解？

2. 明确个体需要学习的技巧或社交概念以解决步骤 1 中确定的问题。

3. 把这个概念分为 5 个等级。1 级最小，5 级最大（避免使用"好"和"坏"这样的字眼）。

4. 利用故事、简单的备忘录或视频等，帮助个体了解量表的大体情况和使用方法。

5. 在不得不面对的困难时期或困难情境来临之前，预先和个体回顾一下量表。

6. 提示个体在真实环境中使用可携带的小型量表。

7. 制定一个可随身携带的量表，方便他随时查看。

　　我们可以利用量表成功地将下列概念教给不同年龄和不同能力程度的个体：

与他人的距离	性行为	容忍他人
声音大小	自我倡导	生气
什么是公平	精力程度	别人的想法
音调	友谊	我们使用的语言
走廊里走路的速度	输和赢	变化

害怕	什么是好玩	违反法律
担心	换位思考	教室规则
寻求帮助	是个问题吗？	乘公交车
情感	竞争	伤心
让人分心的事	问题	礼仪
谁是朋友	触摸	看着别人

虽然 ASD 的诊断标准没有涉及自我调节，但自我调节确实是一项非常重要的技能。具有自我调节能力的学生具备了学习诊断标准中涉及的信息的基础。在调节方面有困难的儿童和青少年通常都没有准备好去学习这些信息，他们需要在教师的帮助下先花时间解决由自我调节不当导致的问题行为。神奇的 5 级量表从视觉上帮助个体进行自我管理，学习自我调节技能，这样他们才能学习其他技能，让自己在学校和生活中获得成功。

♥ 终极目标 ♡

使用量表的一个主要目标是教授社交和情感方面的信息，因为 ASD 人士往往不理解这些信息。对于幼儿或无口语的个体，刚开始是由照顾者收集问题的有关信息，然后制定量表。接着，无论个体的年龄与能力如何，照顾者都要尽快辅助他使用量表。例如，检核他的焦虑程度，或指向声音量表上的 2 级，向他示范如何轻声低语。这样做可以实现使用量表的另一个目标——教授自我管理。

虽然故事、备忘录或视频是介绍如何使用量表的常用方法，但使用者掌握了量表系统后，如果遇到意外问题，可以直接使用量表进行"汇报"，甚至可以"当场"使用量表以一种功能性的、不具威胁性的、非语言的方式向个体表明当时的情况。

你在成功地运用某个量表之后，就可以用同样的方式使用其他量表。例如，你曾经制定了一个焦虑量表，如果个体在声音控制方面有困难，你就可以告诉她如何使用量表调节声音大小。这样，量表就成了一个可预测的系统，用于教授和学习某些难以理解的概念。

♥ 我们觉得很棒的量表故事 ♡

　　九年来，我们在使用量表时，经历过许多有趣的事情。不仅如此，还有很多读者写信与我们分享他们的故事。接下来，我们将列举一些这样的故事，希望这些故事也能让你感觉量表很棒。

从我们的故事开始……

　　那天很有纪念意义，我当时在为一位四年级的学生提供一对一的数学指导。我坐在他身旁，但是那天有很多人过来敲门，还有同事过来问我事情，我多次站起来又坐回去。最后，这名学生说："柯蒂斯女士，你精力太旺盛了。现在你在 5 级！"我同意他的话，立刻拿来一个治疗球坐在上面。

米茨

　　我在当地一所小学工作。那天早上，大喇叭里传来通知——校长批评了学生们校车上打闹嬉戏的行为。我帮助的学生看了我一眼，指向喇叭，然后说道："他在用 4 级（声音）。"

卡丽

接下来是你们的故事……

　　我要分享一个很棒的故事。有一位 4 岁女孩，她口齿伶俐，对量表非常熟悉。有一天，我在她的教室里，她的老师让我帮她做一个圆圈活动，我无意中答道："好吧，我先试试看，但可能会很难。"这时，这位学生喊道："玛丽·贝丝，别担心！可能它感觉像是4 级，但实际上只有 2 级。"

玛丽·贝丝·索尔海姆（Mary Beth Solheim） 明尼苏达州明尼通卡市的一位教师

　　我儿子上九年级的时候，我们送他去参加了一个圣经夏令营，但夏令营没有给到足够的支持。第五天晚上，他打电话回家，说自己把量表撕碎了，扔到辅导员身上。我问是什么事情让他心烦意乱，可他说不出来。不过，当我问他处于 5 级量表的第几级时，他说"10 级"。我让他把行李打包，通知辅导员我要过去，在我到达之前待在自己的小屋里（他感到很激动或害怕时，会变得有点攻击性）。我到达后，发现在营地的这几天，他们都是在凌晨 1：30 之后才睡觉。我儿子只洗过一次澡，刷过几次牙。他虽然不能用语言表达，但能通过量表和我交流。

乔迪·范内丝（Jody Van Ness） 明尼苏达州的一位母亲

我有时无法表达自己的感受，特别是出问题的时候，5 级量表可以让我用"我在 2 级，快要到 3 级了……"等这样的方式进行表达，所以它真的对我很有帮助。你们提出的量表方法用一种简单的形式帮助我把事情说了出来。

克洛伊·罗斯柴尔德（Chloe Rothschild） 19 岁，来自俄亥俄州托莱多市

我在一个幼儿园班级听课，这时老师站在教室前面说："让我们听听史酷比的 4 级声音。"孩子们喊道："史酷比！"声音很大。然后老师说："现在让我们用史酷比的 2 级声音。"孩子们答道："史酷比。"声音很柔和。老师说："对，这就是我想要听到的——史酷比的 2 级声音。"

乔伊丝·桑托（Joyce Santo） 明尼苏达州罗斯维尔的一位教师

我是一名特殊教育老师。我和学生们经常会用到 5 级量表。然而，量表给我的最大的礼物是它可以帮助我的妹妹艾米。艾米患有复杂的创伤后应激障碍、精神分裂障碍、人格解体障碍、焦虑和双相情感障碍。我们制定了一个 5 级量表，让她可以简单地告诉我们她需要什么，包括送她去紧急就医。她生活中的所有重要的人都带着她的量表，她通过短信发送给我们一个数字，我们就能明白她的感受，知道她需要我们做什么。这是我们第一次能够了解她发生了什么事，也是我们第一次感到如释重负，因为她终于不再害怕了，她只需要告诉我们一个数字，我们就知道如何去帮助她。

尼基·斯普拉格（Nikki Sprague）和艾米·斯普拉格（Amy Sprague）
威斯康星州阿什兰的两姐妹

艾米的量表

等级	它是什么样的（行为）	时长
5	**把我送去医院，现在就去！** ♥我自己无法控制了——我可能会伤害自己。 ♥不同的想法在我脑海中打架（我在脑海中告诉自己要找一个安全的地方，但是我到那里之后也感到不安全）。 ♥非常担心。 ♥惊慌失措——如果我不快点儿到达某个地方，我感觉我会死的。 很有可能等我到了5级，你才看出来我不对劲。	（不等）
4	♥我感到很累，可是我的脑子却转得飞快，我无法入睡。 ♥我高度警惕——非常非常。（我对周围的一切都很在意；如果我去某个地方，一定要看到那里有两个出口。） ♥我很容易"一触即发"。 ♥我开始无法控制那些产生情绪的诱因。 ♥我感觉自己近乎躁狂，因为我的想法太快、太混乱了，而且我很害怕自己会上升到5级。 在4级的时候，我开始寻求帮助，但我应该在2级或3级时就寻求帮助。	来得很快
3	♥我很安静。 ♥我独自一人。 ♥我非常累。 ♥我睡的时间较多，可是却睡得不踏实。 我假装一切都好。	最长
2	♥也许我看起来有点安静，因为我害怕有什么东西会从脑子里跑掉。 ♥我感到有点不对劲。 ♥我睡得不踏实。 ♥我觉得有点像1级，但总是有什么东西在心头萦绕。 我不和别人聊自己的状态。	可能会很长
1	♥我看起来很平静，状态不错。 ♥我愿意交谈。 ♥我担心与人分离（总是在观察）。 现在是时候问我问题了！	较短 （目前可能是2个星期）

▨ 我的另一个故事……

　　我帮助一名年轻人，用量表向他演示他的行为会让别人对他有什么想法。他最终弄明白了，开始向我列举他原本认为是 1 级、2 级或 3 级的事情。他说道："问别人我能否摸她们的胸部，其实已经是 4 级了。"

卡丽

第 1 版中 "行之有效" 的量表

▮ "5 级" 代表我在尖叫

内德是一名幼儿园学生，有孤独症和强迫症。他就是弄不明白教室里该使用多大的声音。他喜欢尖叫，觉得很有趣，也喜欢用很大的声音说话。如果你对他说："内德，说话要轻一点哦。"他会用很大的声音回应你："**你为什么要说这样的话？**"

我们决定先比较声音大小，然后制作 5 级量表。虽然这个方法没有很快奏效，在教内德的幼儿园老师如何使用量表上我们也花了好些功夫，但可喜的是内德终于意识到自己的声音太大了。为了更好地辅助他，幼儿园里所有的成人都在他们的姓名牌里放入了一张小小的 5 级量表。当内德说话声音太大时，这些成人就把量表取出来，然后指向内德应该使用的声音等级。

刚开始，内德感到很不耐烦，还会尖叫道："不要指给我看 2 级！"在我们的指导下，成人不去回应他的爆发，仅是指向那个数字，用非口语的方式辅助他。慢慢地，内德开始积极回应他们。下面这个故事也会帮助内德学习这个概念。

♡ 当我的声音太大时 ♥

我一句话也不说的时候，我的声音等级是 1 级。

在老师和我说话的时候，我应该努力让自己的声音等级处在 1 级。

有时候，我的声音很小。

有人把这种声音称为**轻柔的声音**。

这时我的声音等级是 2 级。

在图书馆里，我要使用 2 级声音。2 级声音像是低声细语。

在教室里，老师希望我能努力地把声音控制在 3 级。

我在打电话、午餐桌上和别人聊天或问老师问题时用 3 级声音。

不开心时，我说话的声音会到 4 级。这时，老师会提醒我在学校里要用 3 级或 2 级声音。

如果在休息时我想让对方把球扔给我，那么我可以用 4 级声音获得他的注意力。

4 级声音很大，我绝不能在教室或大楼里使用 4 级声音。4 级声音有时也被称为户外的声音。

也许在参加球赛或为我队友加油的时候，我可以使用 4 级声音。

5 级就是我尖叫的声音。

只有在紧急情况或喊救命的时候，我才可以用 5 级声音。除非确实是紧急情况，否则我绝不能用 5 级声音。

知道自己说话的声音有多大，这一点很重要。

有些场合会对你说话声音的大小做出规定，所有的小朋友都要了解自己的声音大小。

老师们可以指向量表上我应该使用的声音等级，帮助我记住控制自己的声音大小。

他们不必用语言来告诉我，只要指向等级数字，我就能明白自己可能无意中说话太大声了。

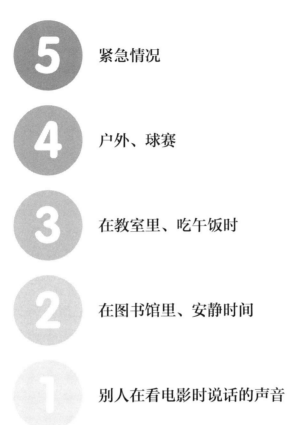

5 紧急情况

4 户外、球赛

3 在教室里、吃午饭时

2 在图书馆里、安静时间

1 别人在看电影时说话的声音

声音量表

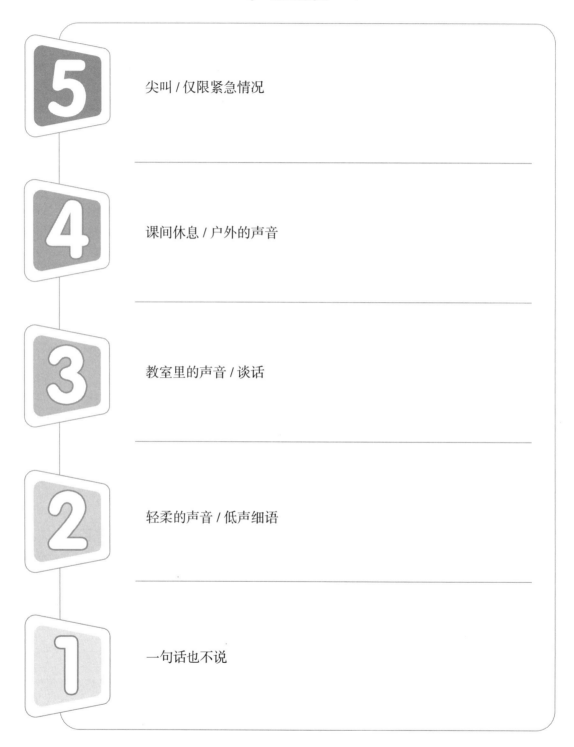

5 尖叫 / 仅限紧急情况

4 课间休息 / 户外的声音

3 教室里的声音 / 谈话

2 轻柔的声音 / 低声细语

1 一句话也不说

语言也会伤人

乔伊有孤独症，现在上三年级。他很聪明，对战争尤其感兴趣，喜欢与老师和同学谈论这个话题。乔伊全天与三年级普通学生一起上课且融合的效果不错，只有一个例外：他会说一些难听伤人的话，让他的老师和同学很不高兴。

如果其他学生说的话让乔伊感到厌烦，乔伊就会冲他们大喊大叫，有时甚至张口骂人。毫不奇怪，这种行为让乔伊无法交到朋友、维持友谊。实际上，班上的一些同学甚至很怕他，这让乔伊很不开心。

乔伊认为，只有当他打别人或踢别人的时候，对方才会生气。他觉得语言不会给身体带来伤害，因此没有必要为别人说的话而生气。5 级量表可以帮助乔伊理解自己的语言对别人产生的影响。量表列出了不同等级，我们可以利用它向乔伊详细说明每个等级的社交互动。

例如，他对坐在旁边的一位同学感到很生气，大声喊道："你怎么总是这么无知！"这句话让他的同学很不开心，并请求老师把自己调到教室的另一角去。乔伊对同学的反应感到很不安，他不明白为什么说出事实会让她如此生气。

我们用 5 级量表向他解释 4 级和 5 级行为会让别人很不高兴。我们还画了一幅简笔画来说明那个社交场合——乔伊对着那位同学大喊大叫，同学心里会想："乔伊的行为到4 级了，他说的话伤害到我了，我要离他越远越好。我还有点害怕乔伊，有时候说话难听的人还会做出不好的事情。"为了方便经常学习，乔伊准备把这幅漫画放在自己的桌子上。我们还写了一个语言如何伤人的故事，帮助乔伊理解这个概念。

毫无疑问，别人对自己所说的话做出的反应仍然让乔伊感到困惑不解，但他开始接受自己的想法与别人的有时不尽相同这一事实。下面这个简笔画可以帮助乔伊更清楚地了解等级量表。

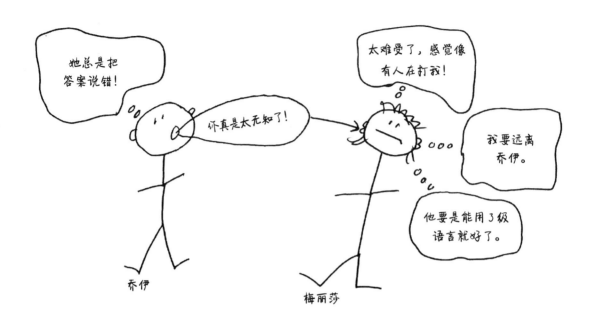

语言也会伤人——给乔伊写的故事

有时候，我会因为别人说的话或做的事而感到生气。

有时候，我生气是因为他们在课堂上说错了答案或不遵守规则，如插队。

他们这样做的时候，我会很沮丧。在没有想清楚事情之前，我就说出伤人的话来。

小时候，当别人的语言或行为让我生气时，我会踢他们，现在我认为说出来比踢他们要好一些。

的确，说出来比踢人要好，但是语言也会伤人，还会让别人感到害怕。

当我说出伤人或难听的话时，别人会认为我想伤害他们，或者我不喜欢他们。

当我说出难听的话时，别人可能会决定不再和我做朋友。

老师可以帮助我确定哪些语言属于 4 级语言，我可以把这些语言填入量表中，提醒自己在生气时尽量不要使用这些语言。

我还可以写日记，记录让我生气的事情。把它们写下来会让我有足够的时间提醒自己不用那些 4 级语言。

触摸和说话量表

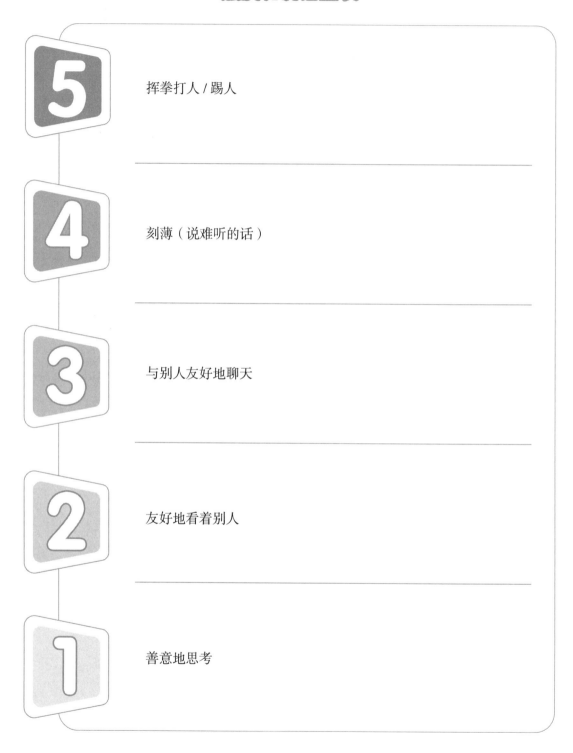

5 挥拳打人 / 踢人

4 刻薄（说难听的话）

3 与别人友好地聊天

2 友好地看着别人

1 善意地思考

痴迷指数

凯文是一名五年级的学生，有孤独症和强迫症。他对球很痴迷，会想方设法地找一个球，然后把它往壁架的最高处或屋顶上扔。对扔球的痴迷引发了一些问题：为了接住球，他会碰伤别人；为了找到一个高壁架，他会拿着球跑遍整个学校。扔球让他产生了非常强烈的焦虑感，他的思维也开始变得不合逻辑。

老师给凯文做功能性行为评估时，问起了他对球的痴迷情况，凯文说："我其实不想对球或气球感到痴迷，这种痴迷其实挺愚蠢的，可是我自己控制不了任何事情。我很想回到婴儿时期，也许这样我才可以重新开始。去别人家的时候，我会偷他们家里的球，这真的很尴尬。没有一个邻居能理解我。我自己也讨厌这种痴迷，它们让我抓狂。我很想摆脱它们，可我又做不到，我什么事也做不好。只要我看到一个球，就一定要得到它。我知道什么是对错，但控制自己对球的痴迷对我来说太难了。"

5级量表的使用可以帮助凯文在一切还有余地时认识到自己需要一些支持来处理自己的痴迷。有时候，他似乎都没有想起球，这时，他的痴迷型人格恰好有助于他专注于自己的学业。有时候，他可能会想到球，但是这似乎没有给他造成很大的困扰，这时，他感到很放松，可以处理好有关球的想法。

还有的时候，他只是想谈谈自己对球的痴迷。如果和他在一起的成人告诉他不要讨论球，他会感到焦虑，继而行为失控。有时候，凯文下了校车还在滔滔不绝地谈论球，包括球的种类、大小等。我们知道这时候他需要额外的支持。这种支持常常意味着凯文要到教室外学习以降低他的焦虑，因为他担心自己会在其他同学面前"把事情搞砸"。

凯文以前拒绝使用社交故事，他认为这些故事是给"小宝宝"看的。于是，我们给他写了一个备忘录，凯文很喜欢，并把它带在身边。他每天早上都会和特教老师一起为自己的焦虑程度评级。一个月后，他就能准确地评估自己在球这件事情上的焦虑程度了。

我们把备忘录介绍给凯文后，他在日常生活中就只有几天会因为太过焦虑而不得不离开教室学习。虽然他还是会有一些日子过得不顺，但自从我们开展这个项目后，他就不再出现因为过度焦虑而不得不离开教室的情况了。

♡ 备忘录 ♥

收件人：凯文

回复：当你太过痴迷的时候

有时候，痴迷可以是一件积极的事情，因为它意味着你的大脑能够牢牢抓住一个想法不放。对伟大的探险家、发明家和作家来说，它是积极有益的。但有时，痴迷也会让人感到非常不安和沮丧。

这份备忘录是想告诉你，我理解有时候你会痴迷到无法控制的地步，这是因为痴迷会引起强烈的焦虑。因此，分辨出无法控制的强烈痴迷和积极痴迷之间的区别，将对你非常有益。下面的方法能帮到你：每天做三次"检核"，评估自己的痴迷指数。第一步是填写下面的表格，用 1～5 的等级给你的痴迷指数打分。

卡丽·邓恩·比龙

痴迷指数

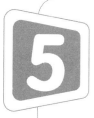

我没办法控制它。我需要大量的帮助。

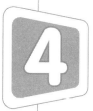

我感到很紧张，最好能给我一些帮助。

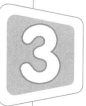

我想到了让我痴迷的事物，我需要和别人聊聊它。我觉得自己可以控制它。

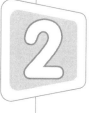

我今天感到非常放松。我很可能还会想到让我痴迷的事物，但我能在教室里表现良好。

今天棒极了！我的痴迷型人格简直是一件神经学的艺术作品！

神奇的家庭量表

这个家庭量表是为林赛设计的，她今年 10 岁，有孤独症。她离开家后常常会感到焦虑、有压力，无论是在游泳池、杂货店，还是在教堂或其他地方。此时，如果父母再向她发出指令，她的第一反应往往是尖叫、踢人或打人。无论环境是让人不快的还是让人兴奋的，她的行为都是一样的。

林赛的母亲开始教女儿用 5 级量表在下列情况下给自己评级：（1）他们离开家之前；（2）他们到达目的地，但没有离开车之前；（3）定期给他们当下所做的活动和所处的场合评级。这有助于她为即将到来的转变做好准备。

对林赛的父母来说，尊重她的评级很重要，因此他们会随身携带小纸片以便可以很容易地给她一些视觉提示，比如，当她给自己定为 3 级，不希望任何人和她说话时，父母会在纸片上写道："我们出去走走吧。"当她给自己定为 4 级时，父母会默默地走到车旁，通常林赛会跟着他们走过去，摆脱让她心烦的事情。

有些情况下林赛没有跟着父母离开，当他们感觉等了林赛很久她也没有过来时，可能林赛已经到了 5 级。一旦林赛达到 5 级，父母想要优雅地带她离开几乎是不可能了。有时她的父母会选择抱她出去，但更谨慎的做法是给她空间，这样做通常能够帮助她平静下来。如果在她高度紧张的情况下去触碰她，她会表现出不受控制的攻击行为，如抓人、咬人。

她的父母学会了识别压力的细微迹象后，会辅助林赛对她的压力状况进行评级，这样他们就可以教她把压力的细微迹象与 2 级或 3 级联系起来。林赛的长期目标是能够识别这些压力的早期迹象，并在特定情境下找借口离开。

她的父母了解到，对林赛来说有些环境让她感到压力太大了，因此他们不得不调整自己的期望值，做出一些艰难但更现实的决定。例如，他们想带林赛一起去教堂，但意识到在教堂的环境中她的压力太大，因此不得不安排林赛待在家里。

♡ 外　出 ♥

我喜欢待在家里。

我特别喜欢自己的卧室和客厅，因为那里有我所有的东西。

家里的日程安排一般都按计划进行，所以我知道接下来要做什么。

有时候我会和爸爸妈妈一起外出。

外出很有趣，但也会给我带来压力。

我喜欢去教会的游泳池游泳。

到了要离开游泳池的时候，我总是不愿意离开，因为我太喜欢在那儿游泳了。

我不想爸爸妈妈一遍遍地催我离开泳池。

我们还会一起去教堂。我不喜欢去那儿。

我必须在那儿安静地坐一个小时左右，这实在太难了。

有时候我会发出一些噪声，这让妈妈感到很难堪。她会要求我保持安静，有时我会喊道："你才要安静！"

哎呀！教堂里的其他人听到我的尖叫都会感到很不舒服。

爸爸妈妈也会因为我的叫声感到很不高兴。

有一种办法可以让事情变得顺利一些：外出时，我要了解自己的感受，然后想办法把我的感受告诉爸爸妈妈，这样他们就可以在我失去控制之前给我帮助。

我在做自己特别喜欢的事情时（如游泳），一般都在 1 级。1 级意味着我自己能处理得很棒！

可如果妈妈说到时间要走了，我的 1 级很快会上升到 2 级，因为我还不想走。

一旦到了 2 级，我就会感到有点紧张。

到了 3 级后，我常常会喊道："闭嘴。"我可以让爸爸妈妈知道我已经在 3 级了，这样他们就会明白我希望他们现在不要说话了。

有时在整个外出过程中，我都处在 3 级，比如，在教堂时、去埃德叔叔家或萨利姨妈家时。

我可以告诉爸爸妈妈，有些地方我实在待不下去，我已经到 3 级了。他们知道我到了 3 级后，可以带我出去走一走。

当我很紧张时，我已经升到 4 级了。

一旦我到了 4 级，回到车里就很重要。

爸爸妈妈在车里为我准备了一些特别的东西（它们在车上的袋子里）。这些东西可能是《小美人鱼》里的人物玩偶、挤压球或便携式游戏机。

到了 4 级后，我要想办法放松下来。闭上眼睛、搓搓胳膊和大腿可以让我放松下来。

回到车里之前，我一定要让爸爸妈妈知道我怎么了。比如，我可以大声喊"4 级"，这样他们就明白了。

我可以用爸爸妈妈为我准备的东西让自己放松下来，努力让自己从 4 级降到 3 级。

我能更好地应对 3 级。

有时候，如果我彻底崩溃了，我需要爸爸妈妈帮我冷静下来，我可以通过深呼吸、不说话以及和他人保持两臂的距离等控制情绪。

有时，我会上升到 5 级。

在 5 级时，我有时会在自己都没有反应过来的情况下伤害别人。

这时我需要大量的帮助。5 级过后，我通常需要小睡片刻。

我的目标是一直保持在 2 级。我平时练习得越多，这个目标就越容易实现！

神奇的家庭量表

5 我要离开!

4 我需要一些自己的空间。

3 请别说话。

2 我有点紧张。

1 我能处理好!

▨ 交朋友和打招呼

　　亚历克斯今年读一年级。他有孤独症，在普通学校的支持下完全融合。他很想交到朋友，却不知道如何正确地接近同学。他经常因为踢、打其他同学而惹上麻烦。当老师和他谈论这个行为时，他不承认自己在打人，甚至认为其他人就该打，因为其他人忽视了他或违反了规定。

　　休息时间对亚历克斯来说最难熬，因为操场上很吵。他常常因无法得到其他同学的注意而感到十分沮丧。下面这个故事就是专门写给亚历克斯的，我们把 5 级量表介绍给他，帮助他控制自己的挫败感，然后用恰当的社交方式接近其他同学。

帮助亚历克斯交到朋友

我很喜欢和同学聊天。

有时候在游乐场里，我想和他们聊天，可是他们不理我。

他们不回应我，这让我感到十分沮丧。

所以有时候，我就会说一些难听的话或拽着他们的衣服，因为只有这样他们才会注意到我。

可是，当我说难听的话或拽他们的衣服时，他们说他们根本不想和我玩。

我要记住，如果想和同学聊天，只能使用 2 级或 3 级行为。

2 级或 3 级行为指的是友好的语言和友好的表情。

老师也可以帮我告诉其他同学，我正在非常努力地尝试用 2 级或 3 级行为！

交朋友和打招呼量表

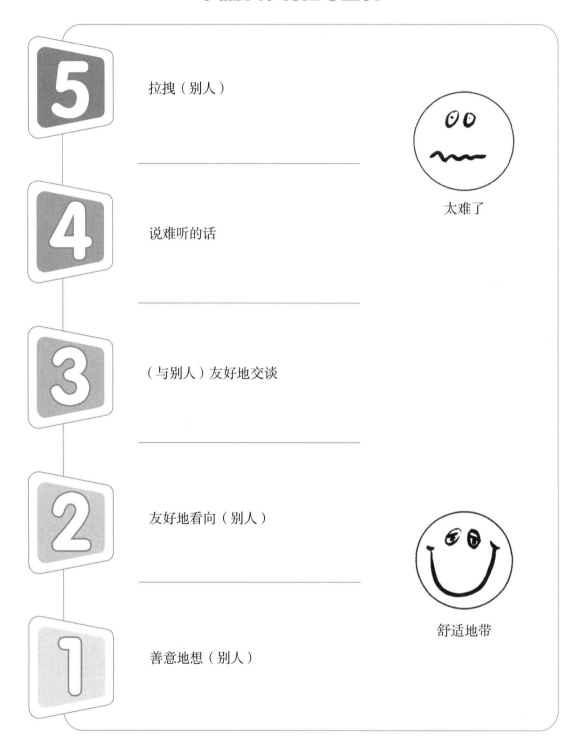

5 拉拽（别人）

太难了

4 说难听的话

3 （与别人）友好地交谈

2 友好地看向（别人）

舒适地带

1 善意地想（别人）

■ 控制它！

科尔顿是一名孤独症学生，现在上四年级。从幼儿园开始，他在学校就不断地惹麻烦。他喜欢控制局面，如果他觉得某件事情是"不对"的，他就会感到不高兴。例如，如果有人插队，他可能会用踢或打的方式去惩罚对方。

奇怪的是，面对别人的"错误"行为，科尔顿不一定每次都有攻击行为，他有时能控制自己，有时却控制不了。有一天，一名学生午餐时喝了两杯牛奶，对于这个行为，他刚开始可能会觉得没什么大不了。第二天，面对同样的"错误"，他却难以自控，最后可能会踢那个"做得不对"的学生。科尔顿的母亲一直没有出去工作，以便当他变得有攻击性时能赶到学校接他回家。

团队决定用 5 级量表帮助科尔顿学会识别自己的控制能力。他每天和校长一起对照这个量表进行四次自我检核，评估自己的控制等级。如果他说自己处于 4 级，那么他就会在休息时间换一种活动（如和校长下棋），并和朋友在教室里吃午饭，避免嘈杂的食堂环境。如果他说自己到了 5 级，他就会给妈妈打电话，妈妈会在他失控之前接他回家。

如果科尔顿不喜欢上学，该方案就不会起作用，但他喜欢上学，所以他不会经常说自己到 5 级了。他也非常刻板，不喜欢待在家里，因为那意味着他的生活安排发生了改变。他享受课间休息时间，喜欢打曲棍球，因此只有在他真的即将陷入麻烦时，他才会说自己到了 4 级。

方案虽然没有消除科尔顿的攻击行为，但帮助他认识到了自己缺乏控制。另外，团队也意识到，在大型社交情境中，科尔顿需要更多的监督和支持。

♡ 学习如何控制 ♥

学会控制是一件有趣的事情。它能帮我更了解控制本身，也能帮我更深入地了解自己。

想要事情在自己的控制范围内很正常。掌控周围的一切能让你感到更加放松。

有时候，我能控制得很好。我感到很放松，感觉很不错。

我把这个阶段称为 1 级。

有时候，我控制得还可以。这时候，我一般能做出不错的决定。

我把这个阶段称为 2 级。

有时候，我感觉不太好。我可能都不想去上学。也许我就是不想和别人说话。

这时候，我控制得不太好。

我把这个阶段称为 3 级。

有时候，我心情不佳！

这时候，我脾气不好，也不能做出好的决定。

这时候，我控制得不好——实际上，我几乎完全控制不了。

我把这个阶段称为 4 级。

还有些特别特别糟糕的时候。

这种时候不常有，但是它们一旦出现了，要当心！

有时候，我完全失去了控制。

我无法做出好的决定，甚至有时还会去伤害别人。

这就是 5 级了。

学会控制好处多多，我能变得更独立、更成功、更有能力！

姓名：__科尔顿_____　　　　　我的____控制_____量表

等级	我做了什么	我的感受	我可以试着
5	踢人或打人。	我的脑袋快要爆炸了。	给妈妈打电话。回家。
4	朝别人尖叫。差点要去打人。	紧张。	去见见彼得森先生。
3	安静，有时候说话很粗鲁。	心情差，脾气坏。	离同学们远点（特别是我不喜欢的同学）。
2	和其他同学一样——不怪异！	感觉不错！	好好享受当下！
1	打曲棍球。	感觉像赢了一百万美元！	继续保持！

◧ 我真正的意思是……

埃米莉是一名五年级学生，有孤独症和妥瑞氏综合征。她在特殊学校就读，学校里学生的问题行为都较为严重。学校通常使用正面管教，但是如果老师觉得学生变得有攻击性，他们就会强制暂停活动，让学生去"**静心室**"。埃米莉经常抱怨说，她因为没做功课，就不得不坐在"**静心室**"里。她的老师坚持说，让埃米莉去"**静心室**"是因为她的威胁性的行为，绝不是因为她不服从。

学校请我们给埃米莉制订一个方案，帮助她理解他人的看法以及自己的行为对他人（包括她的老师）的影响。我们观察了一次埃米莉与老师之间的常见冲突后，决定邀请埃米莉和她的老师一起讨论如何用 5 级量表进行换位思考。

埃米莉确实认为不做功课会惹上麻烦。当时的真实情况如下：

埃米莉拒绝做功课，老师以生气的姿态（她的面部表情和身体语言）回应她。埃米莉发现老师生气后，就开始启动自我防御体系，从言语上挑衅老师。如果老师对她的挑衅做出口头回应，埃米莉就开始大喊大叫。通常，这种喊叫会升级到说脏话和侮辱性的言论。这时，老师就会认为埃米莉的行为离爆发只有一步之遥，因此把她带到"**静心室**"。但一直以来，埃米莉并不认为自己在这时失去控制了。

为了解决这个问题，我们首先使用了 5 级表示失控的量表来明确埃米莉的控制等级。埃米莉告诉我们，如果她打了人，那就是 5 级，但如果她只是跑出房间，那只是 4 级。她说自己在骂人、说脏话的时候，几乎不感到生气，所以她认为那是 3 级。

我们询问了埃米莉的老师，她也同意打人是 5 级。然而，她认为埃米莉说脏话骂人会让其他人感到愤怒和恐惧，因此它是 4 级行为。她同意埃米莉在说话粗鲁但没有骂人时，可能还能控制住自己。

我们把这两个量表放在一起，比较她们的不同看法。随后，我们画了一条曲线来直观地说明埃米莉的焦虑程度。我们用量表向埃米莉解释道："老师必须要预测你什么时候失控，这样才能保护她自己和其他学生。"我们把老师对 1 ~ 5 级的看法也放在曲线上，帮助埃米莉理解老师的行为是基于她对所见所闻的看法。

老师和埃米莉都同意以后试着"用数字说话"。老师会在埃米莉说脏话骂人时先问她处在几级。如果埃米莉说她在 3 级，老师就会离开，给她时间让她自己冷静下来。埃米莉还做了一些卡片，并在每张卡片上写一个从 1 到 5 中的数字。老师生气时，埃米莉会给她一张代表自己此时的控制等级的卡片，而不是对老师说粗鲁的话。

该方案改善了埃米莉的行为，也改善了她和老师之间的关系。当团队开始为埃米莉的中学生活制订计划时，她的老师还给予了大量的帮助。

埃米莉的看法

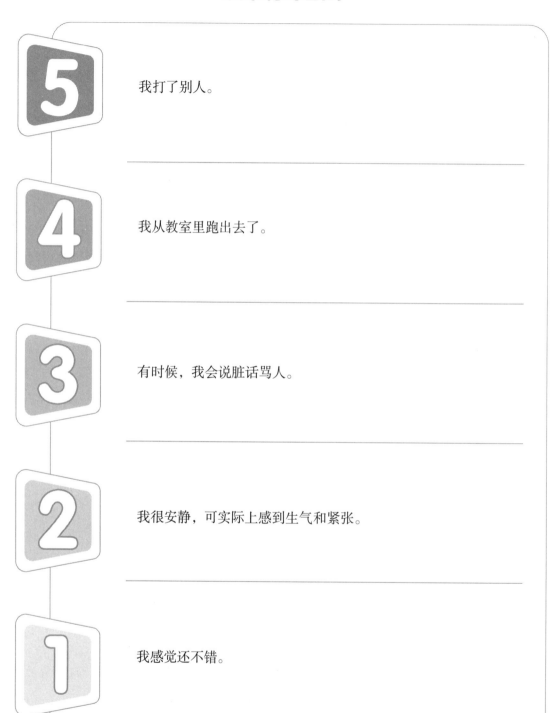

5 我打了别人。

4 我从教室里跑出去了。

3 有时候，我会说脏话骂人。

2 我很安静，可实际上感到生气和紧张。

1 我感觉还不错。

埃米莉的焦虑曲线

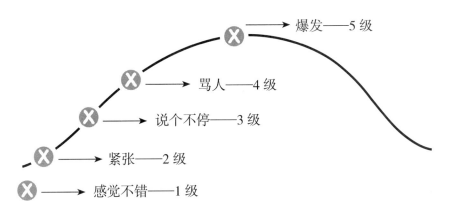

爆发——5 级

骂人——4 级

说个不停——3 级

紧张——2 级

感觉不错——1 级

	埃米莉认为	奥尔森老师认为
5	打人	打人
4	从教室里跑出去	骂人
3	骂人	说个不停
2	生气 / 紧张	有些挑战
1	还好	还行

当奥尔森老师觉得埃米莉快要爆发时，她会让埃米莉去"静心室"待一会儿。

梅根的触摸量表

梅根是一名七年级的孤独症学生。最近，梅根的身体开始发育，她在学校会摸自己的乳房。学校团队认为她是想吸引老师的注意力，因为她经常在摸自己的乳房后观察老师的反应。梅根的这种行为很成问题，尤其是在年级教室或午餐室等普通教育环境中。同龄人常常对此很反感，都不想靠近她。看起来老师越是要求梅根不要摸自己，她越是要这样做。

首先，我们通过社交故事™（Gray, 1995）向梅根介绍了一些触摸的规则。我们还和梅根的父母讨论了这个方法，以确保我们在教授的内容以及对不同触摸等级的定义上达成一致。

为了提醒梅根，学校团队一致决定每天早上都把这个故事读给梅根听，并把量表贴在她的学习区里。此外，梅根的老师还会将一张小小的 5 级量表卡片和姓名牌放在一起，挂在脖子上。当梅根摸自己的胸部时，老师就会用非口语辅助提醒她。在我们的指导下，老师通过指着量表上的 2 级辅助梅根，帮助她把 5 级触摸降到 2 级。

新方案实施的第一个月里，梅根在学校的不恰当触摸行为就降低了 40%。而且，梅根的父母对我们说，他们在家里也很成功地使用了量表。父母还给梅根制作了一张红色 5级卡片，如果他们觉得她的触摸行为越来越不恰当，就会用这张卡片提醒梅根回到她的卧室。

♡ 触摸规则 ♥

我可以摸自己的胳膊或大腿，甚至胸部。

重要的是，我要学会什么时候能摸自己的身体，什么时候不能摸。

记住我的触摸规则很重要。

我喜欢摸自己。

在摸自己时，我还喜欢看着别人的脸。

但问题是：

我在摸自己身体的某些部位时，如果有人看到了，他们就会觉得不舒服。我们把这种触摸等级称为 4 级或 5 级。

如果我的触摸等级到了 4 级或 5 级，其他人就不愿意坐在我身边了。

我要努力记住这些触摸规则。

我可以通过每天读一遍触摸故事帮助自己记下来。

老师也可以通过把我的触摸量表贴在学习区帮我记住它。

如果我忘记了，老师可以把她的小型量表上的 1 级或 2 级指给我看，这样我就能试着改变我的触摸等级。

每当我严格遵守了触摸规则，我就会觉得自己很棒。

姓名：__梅根_____   我的___触摸_____量表

等级	我触摸了什么？	我可以在哪儿触摸？
5	乳房 生殖器	卧室——关上房门
4	大腿 屁股 鼻孔	卧室或浴室
3	光脚 肚皮	家里
2	胳膊 腿 头发	任何地方 ☺
1	什么也没摸	任何地方 ☺

声音很低有时也不一定是好事

拉里是一名 11 岁的孤独症男孩，他说话很轻柔。在寻求帮助或问路之前，他经常等待别人的提示——"你需要什么，拉里？"

下面的等级量表是第一次将数字和颜色结合在一起为拉里制定的。

对拉里来说，声音是个可以完美解决的问题。他的社交技能小组一直努力用颜色和数字展现量表。我们把声音分为 5 个等级，并确定大喊大叫就是 5 级声音。然后我们请大家捂住耳朵，为将要发生的事情做好准备，并让辅助者示范什么是大喊大叫。你肯定能想象得到，孩子们觉得这样做非常有趣。我们把 1 级定义为什么话也不说，并带领学生练习在不发出声音的前提下张开、合上嘴巴。我们把 2 级定义为轻声细语并展开练习。量表上的第 3 等级被定义为交谈时用的声音。我们练习交谈时使用的声音，这种声音要满足能让同伴听到的同时，不让整个群体都听到。最后，我们把 4 级确定为很大的声音，这意味着如果我们用 4 级声音和对方说话，对方可能不得不向后退一点。我们也练习了使用 4 级声音。

拉里和小组里的许多学生一样，对于他们，仅使用数字、语言和练习似乎不能帮他们充分理解声音大小的概念，所以我们增加了颜色和表情。拉里在阅读和数字上有困难，因此增加的颜色和表情对他尤其有帮助。许多孤独症学生可以利用多种视觉线索（颜色、数字、图片）解释量表中的某些概念。

拉里在给自己的量表涂色时，涂到 5 级却停了下来。他需要一支红色的蜡笔，但他没有提出要求。老师提示他后，他才低声说："请给我蜡笔。"辅助者指着 2 级说："拉里，你在用 2 级声音说'请给我蜡笔'。要想引起威尔马（拿着蜡笔的教师助手）的注意，请你试着用 3 级声音。"拉里照做了，很快拿到了红蜡笔。

拉里用数字和颜色给声音评级，做了大约十分钟后，一位新老师走进了教室。拉里想告诉老师他想查看自己的日程表。这次辅助者没有给他任何口头提示，只是指了指 4 级，拉里就在房间的另一头用 4 级声音说："黛安娜，打扰一下，请让我检查日程表。"黛安娜答道："好的，把它拿给我，我们一起来看一下。"过去的拉里只会低声说出他的要求，然后等待别人提示他大声一点与黛安娜互动。这次，量表奏效了！

拉里的声音

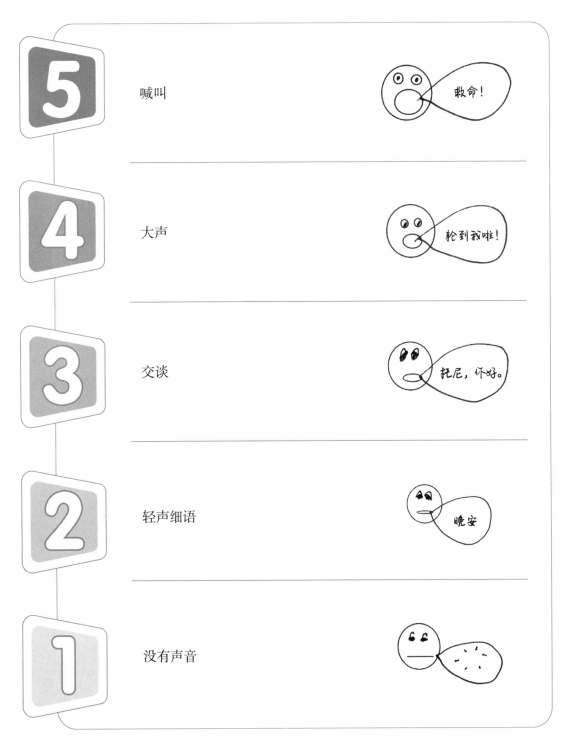

对大龄孩子也管用

有些年轻的 ASD 人士因为严重的问题行为去了特殊学校，我们和他们一起制定了下面的量表。最初，我们在老师在场的情况下给这些学生提供了一对一的指导，以便老师也能在课堂上运用这些概念。有一次，我们成功地让两名男学生和两位老师一起合作。那两位老师自愿花时间做准备工作，学习如何与学生一起实施等级量表。那两名男生互相认识，都愿意并且有能力一起参加大多数（不是全部）的小组活动。

等级量表是在小组的背景下制定的。也就是说，尽管我们各自对要解释的社交情境和制定的等级量表有自己的想法，但实际上，量表的制定是在小组讨论中完成的。我们会充分运用"理解我的感受"（见第 33、36、40 页）这套陈述系统，促进学生展开对话和制定量表。学生可以用漫画或其他形式的绘画展现自己的 5 级量表。制定量表时，我们必须认真听学生所说的话，努力使用他们的语言。如果他们的词汇量不够，难以命名他们所描述的感受或行为，也说不出别人对他们的行为的看法，那么请和他们一起把这些词想出来。

两位男生积极参与讨论，确定了具体的等级和该等级下的情况。老师们也给出了自己的看法。尽管有些等级量表还不完整，需要进一步完善，但是它们已经很不错了，差不多都是这两位男生的努力结果。等级量表是在学生相当放松且所处环境非常舒适的情况下制定的，没有其他人无意中闯进来，我们也没有受到打扰。制定量表后，老师和学生就会把这些信息应用到其他的情境和环境中。

■ "我身高一米八七，体型像牛一样壮，

可是你能告诉我，我为什么会发抖吗？"

大卫被自己原来所在的中学开除后，就转到了这所特殊学校。他打碎了原先学校食堂的几扇窗户和离食堂最近的一扇玻璃门。结果，他被送进少年法庭并被判缓刑。

大卫认为自己的行为是正当防卫："食堂里太吵、太乱了，我感到头都要炸了。那里总是混乱不堪，今天还有一场食物大战。我一定得想办法让它停下来，否则，我担心自己的头会爆炸。"

所以，量表并不是为大卫的愤怒程度评级，而是为他的恐惧程度评级。大卫告诉我们，当他感到混乱时，他其实很害怕。因此，我们在制定这个量表时，一起讨论了各自害怕的事情，大卫还画了一些能够帮他了解自己的恐惧的图画。

💗 理解我（大卫）的感受 💙

害怕 / 担心

我用这个词来表达这种感受：发抖

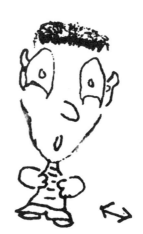

我看起来像这样：

我的身体感受：

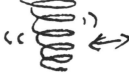

我会做：躲起来。

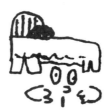

我会说："我要离开这儿！"

会让大卫"发抖"的事情：

"当我感到迷惑不解时。"

"当周围很吵、很拥挤时。"

"发生了像龙卷风、地震和战争这样的灾难时。"

姓名：__大卫_____   我的 ____害怕 / 担心 / 发抖____量表

等级	我做 / 说了什么	我的感受	我信赖的人可以帮我 / 我可以试着
5	眼睛睁得大大的，可能会尖叫，还会到处跑，打人。	如果我不做点什么，我会感觉自己要爆炸了。	我需要一名成人帮我离开这个地方。救命啊！
4	威胁别人或撞击别人。	人们在谈论我。我感到很生气、愤怒。	合上嘴巴，哼哼歌。握紧双手。从房间里出去，散散步。
3	你看不出我很害怕。下巴紧绷。	我的内心在颤抖。	写出来或画出来。闭上眼睛。
2	我看起来好像没问题。	我的胃有点不舒服。	放缓呼吸。把自己的感受告诉信赖的人。
1	没问题——仅看我一眼是看不出来的。	我真的不知道。	享受当下！

我担心自己快要失去控制了

亚当说他很难控制自己的怒气，他甚至出现过攻击行为。有一次，他用了一根树枝攻击别人；还有一次，他用手卡住了别人的脖子，像是要掐对方。这两件事都发生在他参加适应性①团体社交娱乐活动的时候，如野餐、舞会。亚当喜欢参加团体活动，但他无法控制自己的激动情绪，尤其是在一些比赛项目上。上面提到的两次攻击行为出现的原因就是输了比赛让亚当感到非常痛苦。他用树枝打监护人是因为说脏话被罚下场让他感到不满；他要掐同伴是因为他们输掉了一场拔河比赛。

亚当对我们说，只有林赛在场时，他才能在比赛期间控制住自己的愤怒情绪。林赛是一位工作人员，负责监督适应性娱乐活动。幸运的是，林赛帮亚当制定了一个量表。她说自己注意到亚当在失去控制之前，身体和面部表情经常会有些变化。她注意到这种变化后，就会立刻辅助亚当先坐下来缓一缓。这样做不是惩罚他，而是帮助他镇定下来。

根据林赛提供的信息，我们制定了一个等级量表，详述了亚当失去控制之前的表情和行为，帮助他增强自我意识。亚当担心他没有能力识别和控制自己的焦虑，进而将无法参加任何社交活动。此方法成功的关键就是让所有工作人员知道，亚当在参加任何竞争性的活动时都有爆发的危险。因此，我们向所有工作人员分发了这份量表，并指导他们在比赛将要结束时为亚当提供更多的支持。亚当本人则需要在参加活动之前回顾一下该量表。

尽管亚当仍然需要支持，但他开始学习如何处理失败带来的失望和沮丧。他也认识到自身存在的限制，如果他太担心自己在比赛中输掉，那他索性就不参加了。

---

① 译注：为了让特殊需要人士顺利参加活动，组织者或其他相关人员会对活动做出一些更改，更改后的活动被称为适应性活动。

♡ 理解我（亚当）的感受 ♥

害怕 / 担心

我用这个词来表达这种感受：害羞

我的面部表情：凶狠

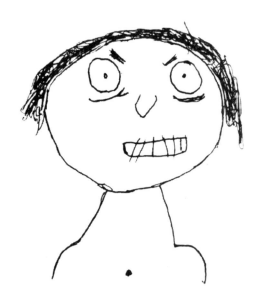

我的身体感受：不舒服

我会做：躲起来、打人

我会说：骂人的话

"我害怕退出比赛，因为我不想退出。我担心自己会在比赛、练习或其他事情上失去控制。"

姓名：__亚当_____   我的 ___害怕 / 担心 / 害羞____ 量表

等级	我做 / 说了什么	我的感受	我信赖的人可以帮我 / 我可以试着
5	骂人。 看起来很凶狠。 打人。 上下牙齿紧紧咬住。	不舒服。 感到恶心。 头痛。 眼花缭乱，眼睛睁 得很大。	（讨论中）
4	骂人。 大喊大叫。	感到不舒服。	（讨论中）
3	在房间里四处走动。	无法集中注意力。 坐立不安。	（讨论中）
2		我的胃开始翻腾。 脑海里有个声音告诉。 我要做些事。	请求或直接去散步。
1	低下头。 躲起来。 安静。	害羞。	从我信赖的人那里 获得安慰。

▶ "姐，冷静一点"

本告诉老师他对姐姐说了一些不该说的话，但他真的不想那么说。他经常在做家务、开车等事情上与姐姐发生争吵。本和姐姐之间的互动经常以谩骂甚至是打破东西告终。本的姐姐在附近的一所社区大学上学。他们的父母工作时间长，又不和他们住在一起，因此姐姐经常要担负起照顾本的责任。这种情况造成了生活中源源不断的麻烦。

基于本的老师分享的信息，我们了解到，本在生姐姐的气时说了不该说的话、做了不该做的事，他对此感到很难过。因此，我们为他制定了下面的量表。

他向我们讲述了和姐姐之间的某次冲突："我工作了四个小时才回家。今天是星期五。刚一到家，姐姐就说'你还没做家务。你必须做完了才能出去。而且，我要看着你做完再离开'。"

我反驳她："这不公平。我工作了一整天。你为什么不冷静一下呢？"她说我明明知道做家务的规定，我提醒她上周我在没做完家务的情况下她就让我出去了。

本和姐姐开始只是言语不和，后来演变成互相辱骂，最终，本还是没做家务就离开了家。临走前，他弄坏了姐姐的 CD 机和几张 CD。后来，他回家向姐姐道歉，并表示可以把自己的 CD 机给姐姐。

我们让本填写了一张表达感受的工作表，他将他经常说的话、他的身体感受以及他生气时的表情填在表上。我们没有把他填写在等级量表上的脏话判定为正确或错误，只是据实看待它们。（在本可以控制自己的破坏性行为后，我们才着手解决说脏话这个问题。）

除了给自己的生气程度评级，本还从自己的角度给姐姐的生气程度评级。本有孤独症，能力有限，所以他无法从姐姐的角度制定量表也在常理之中。本的姐姐和父母从各自的角度分别填写了量表。事实证明，把家庭成员全都纳入情境中非常有用，因为这些信息不仅对本的帮助非常大，也帮助他的家人了解到本是多么地懊悔，他是多么想改变自己的行为。他的父母也意识到在与本的沟通中，姐姐需要更多的支持，这样她才不会发展到讨厌和本待在一起的地步。

变化往往是个缓慢的过程，本也不例外。本还不能完全控制自己生气后的反应，但他打破东西的行为开始减少了。他在练习角色扮演，演练自己在沮丧的情境下应该做出何种反应，帮助自己更好地应对类似情境。他还在努力地改善说脏话的行为，并用其他语言代替脏话，这样，他就可以既表达自己生气的心情，又不会威胁或侮辱自己的家人、朋友、老板或其他社区成员。

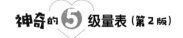

♡ 理解我（本）的感受 ♥

发怒 / 生气

我用这个词来表达我的感受：生气

我的面部表情："我有什么感受就有什么表情，但我真的不想这样。"

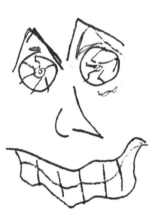

我的身体感受："感觉自己要爆炸了。"

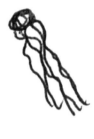

我会做："扔东西。"

我会说：*#!!@**

#!@%/*##!!!

***#@//（脏话）

姓名： 本　　　　　　　　　　　　　　　　我的　　生气／不高兴　　　　量表

等级	我做／说了什么	我的感受	我信赖的人可以帮我／我可以试着
5	骂人。 砸东西。 上下牙齿紧紧咬住。 眼睛睁得很大。	我一定要砸东西。 我需要离开。 我感觉自己好像要爆炸了。	帮助我离开此地。 陪我散散步。
4	骂人。	生气。	获得允许后，离开房间，去一个安全的地方散散步。
3	不说话。 来回踱步。 偶尔骂人。	不高兴。	喝杯饮料。
2	不开心。 想独自一人待着。 仍然和其他人互动。	**?**	与我信赖的人聊一聊。 深呼吸。
1	什么都没有？	什么都没有？	与我信赖的人聊一聊。 深呼吸。

姓名：__本的看法_____　　　　　我的　__姐姐的生气_____量表

等级	她做 / 说了什么	我的感受	我信赖的人可以帮我 / 我可以试着
5	抱怨、唠叨。 大声喊。 尖叫。 扔东西。 "关你禁闭！"	感到恶心。	
4	本说他不知道姐姐的 4 级是什么样的。		
3	本说他不知道姐姐的 3 级是什么样的。		
2	不说话。 脾气坏。	互相生气。	本说他希望姐姐能 离开一下。
1	本说他不知道姐姐的 1 级是什么样的。		

实话实说

实话实说量表是为理查德制定的，他是一名九年级的 ASD 学生。理查德部分时间在普通学校上学，但大部分时间是在资源教室。老师或其助手让理查德做作业时，他经常顶嘴拒绝。他还会在拒绝时骂人。成人通常会对此有所反应，而理查德的问题行为也随之增加。由于这些消极互动，理查德经常被要求去计时隔离室反省。在去隔离室的路上，他的行为常常会升级（有时会扔桌椅）。

我们想要通过量表创建一个理查德和学校的工作人员都能理解的系统并教理查德意识到自己的固着和僵化，从而减少甚至消除他的问题行为。我们要求理查德每天给自己做三次评级（晨起时、午饭前和下午一点）。老师会在理查德的表格上写下等级，提醒自己关注理查德的需求程度。根据评估等级，理查德会被安排加入小组活动（1 级或 2 级）、独自坐在自己的桌子边（3 级或 4 级）或去计时隔离室（5 级）。

此外，由于理查德经常不执行口头指令，老师就采用书面形式给理查德布置任务（用数字 1 ~ 5 列出 3 ~ 5 个学业问题或任务）。如果某个学生和理查德说话，可理查德却对他大喊 "闭嘴"，老师就会告诉那个学生，理查德已经到了 3 级，无论谁和他说话，他都无法应对。理查德处于 3 级时，如果他能说出自己到了 3 级，老师就会强化他这一行为。

后来，理查德做了个数字标牌放在课桌上，目的是告诉大家他所处的等级。他的做法似乎增加了自己在量表计划中的自主性，还帮助了他与同学进行有效的沟通。其他学生也开始喜欢给自己评级，他们会说："昨晚很糟，我今天在 4 级。"

实话实说

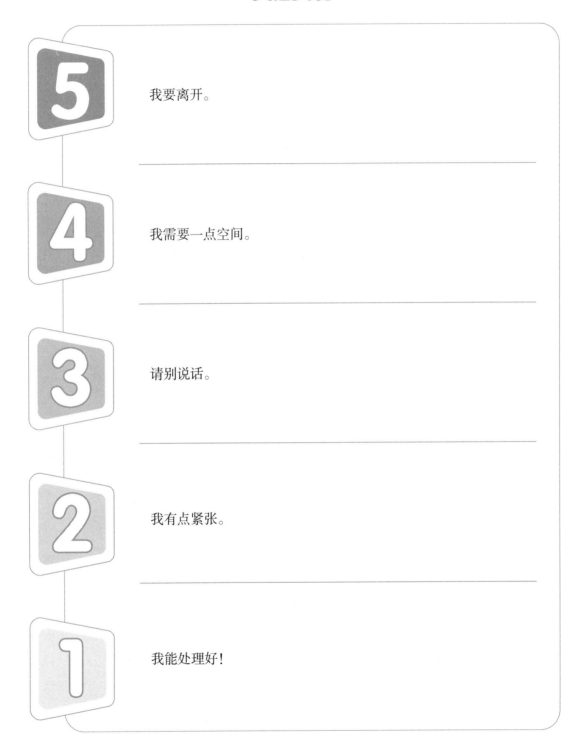

5 我要离开。

4 我需要一点空间。

3 请别说话。

2 我有点紧张。

1 我能处理好！

进一步，退两步

六年前，山姆在我们的班级就读，他那时 12 岁。多年来，我们一直在追踪他，他也一直和我们保持联系。山姆有孤独症和强迫症，在阅读、写作和数学等基础学科上有困难。

在山姆 18 岁时，他的情况出现了严重的退化。最近，山姆在现任老师的帮助下，给我们打了电话。他特别担心自己需要搬到（特殊需要人士）成人之家，他还担心自己会因为换药再次住院。他告诉我们他表现得不好。在白天和适应性训练课程中，他经常睡觉，对训练不感兴趣，最严重的是，他会骚扰、嘲讽其他 18 ~ 21 岁的弱势学生。山姆说他无法控制自己不去尽情嘲讽别人，他对此感到担心。他还告诉我们他没有从身体上攻击别人。

由于我们不再执行山姆的教育计划，也不再对他直接负责，为山姆制定等级量表就相当于当场创建。这正是量表的美妙之处。你可以有条不紊地将它们组合在一起，对它们进行打磨修改，或者像本例一样，将它们临时组合在一起。山姆的老师前一天给我们打电话，说山姆的状态不好。第二天一早，我们就去山姆训练的地方见他。我们到达时，山姆躺在护理人员办公室的洗手池下面，身上盖着一条毯子。我们和他的老师一起坐在他旁边的地板上。老师在场很重要，因为在真实的训练过程中，我们只能偶尔过来看看，大部分时候都不在现场，等级量表必须由山姆的老师和其他人员在山姆的训练计划中完善。

我们希望山姆和他的老师可以在训练计划中确认以下几点：谁是山姆信赖的人（山姆认为此人可以理解他的障碍和行为），哪里是山姆认为的安全场所（经过山姆和工作人员确认，在山姆无法控制自己不去嘲讽别人的情况下，他可以逃离到的地方）。所有山姆生活中重要的人都需要知道，谁是他信赖的人，哪里是他的安全场所，并且一定要经常与他的干预团队和家庭成员进行沟通。除此以外，团队成员之间也应该通过团队会议、电话、电子邮件或其他方式进行沟通。

下面两个量表是在护理人员的办公室根据山姆和老师提供的信息直接制定出来的。老师同意每天与山姆开展一次角色扮演、演练和量表学习。

山姆和老师练习了当山姆感觉自己达到 3 级时该怎么做。在"我说了什么"量表上，3 级意味着要找一个安全场所，远离人群，降低消极互动和事态恶化的可能性。在"监测我的焦虑程度"量表上，3 级表示山姆需要他信赖的人的帮助，对方可以帮助他调节焦虑。当山姆感到焦虑，害怕自己失去控制，不想独自一人的时候，这位他信赖的人需要陪在山姆身边。

山姆不仅学会了控制自己的口头嘲讽，而且一年后，他还在一所学校找到了门卫的工作，为有严重认知障碍的儿童提供服务。如果他没有学会控制自己的行为，如果没有他人的支持，这是完全不可能的事。

监测我的焦虑程度
——山姆的等级量表

算了吧。我的自控能力为零。我需要辅助。

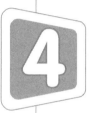

自我控制很有难度。我需要一位值得信赖的人的帮助或一个消除焦虑的方法。

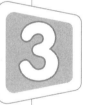

我还好，但我希望身边能有人支持我。

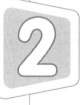

我很好。

没问题。我至少能在 ___ 分钟内完全控制自己。我甚至还能帮助其他人。

我说了什么？
——山姆的等级量表

 辱骂、嘲讽（比如，"我要杀了你。""去把唾沫吐到老师身上。"）。（我需要帮助。）

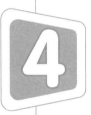 消极的互动（比如，"我不想做这个。""我讨厌这个地方。""别再跟着我了。"）。

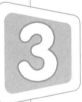 短暂互动或没有互动，不好也不坏。（请给我点空间。）

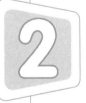 寻常的互动（比如，聊聊周末做什么、询问中午吃什么、和别人说"你好"）。（我还好。）

 积极的互动（比如，主动问别人："你好吗？""很高兴来这儿。""你看上去棒极了！"）。（我积极乐观，还可以帮助别人。）

针对幼儿的量表

我们已经成功地把 5 级量表用在了 3 岁儿童身上。然而，我们遇到过许多喜欢给小龄学生使用 3 级量表的老师。他们觉得把一个概念或想法分成五个等级，对幼儿来说太难了。

为幼儿制定量表时，我们需要考虑以下事项。

1. 问问自己，我们通常是如何处理幼儿的不良行为的：我们给他们示范并告诉他们我们的期望。如果孩子对这种教学策略的反应似乎不积极，那么视觉形式可能比你所使用的语言和动作更加有用。量表就是这样的工具。

2. 如前所述，在决定使用 3 级量表还是 5 级量表时，请记住，你是在教授一个学习系统。掌握这个学习系统才是最重要的，所以 3 级量表也是可以的。然而，我们发现，一些 ASD 儿童很难接受系统的改变。例如，如果今天 3 级表示"最大的""完全失去控制的"或"最快的"，那为什么后来 3 级在 5 级量表中变成了平均水平？刻板的思维让他们很难把量表扩充到 5 级。

另外一种方法是仍然使用 5 级量表（5 级表示最大），但只使用其中的 1 级、3 级和 5 级（参见第 50 页）。这样不仅可以把问题分成三个部分，还能将完整的量表系统介绍给儿童，便于以后扩充使用。

3. 把孩子喜爱的角色或物品纳入量表中。这会让他们在教学过程中更加关注量表，有助于培养孩子的学习动机。

下面的量表示例兼顾了上面提到的所有要求，它用《小熊维尼》里面的角色代表不同的精力等级。原始量表如下：

等级	感觉像是：	看起来像是：
5	太兴奋了！我无法冷静下来。	跳跳虎
4		
3	还行——我可以做自己的事情。	小熊维尼
2		
1	太累了……我想睡一下。	小驴屹耳

孩子学会识别自己体内基本的三级精力水平后，在维持屹耳、维尼和跳跳虎等级不变的情况下，老师可以教孩子在量表上增加更细微的精力等级：

等级	感觉像是：	看起来像是：
5	太兴奋了！我无法冷静下来。	跳跳虎
4	走神了。我无法集中注意力。	小猪皮杰
3	还行——我可以做自己的事情。	小熊维尼
2	昏昏沉沉的。我今天可能需要休息。	猫头鹰
1	太累了……我想睡一下。	小驴屹耳

用量表展示声音大小在许多幼儿园里非常盛行。下面的例子使用的是 3 级量表。

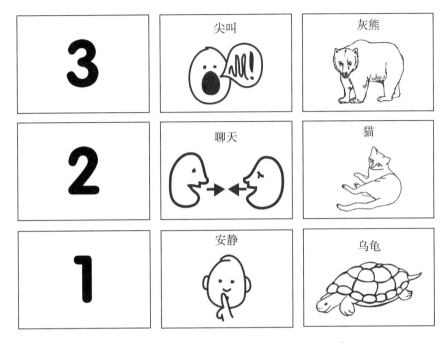

注：视觉图片取自 Boardmaker 软件（Mayer-Johnson, www.mayer-johnson.com）。

4. 写一个故事介绍量表。请记住，我们可以给 6 个月大的宝宝读故事，所以不要担心儿童缺乏阅读技能。为儿童创造丰富的文学环境绝对是正确的做法。下面的故事示例与声音大小有关，且与上面的量表相呼应。

▨一个关于声音的故事

有时候要保持安静。

有时候要大声说话，才能让别人听到我们的声音。

有时候要尖叫。

安静的声音是低声细语。

这些话可能会像乌龟一样缓慢。

安静的声音是 1 级。

在图书馆的时候，用 1 级声音就很好。

聊天用的声音是寻常的声音。

聊天用的声音可能像猫一样平稳。

聊天的声音是 2 级声音。

在玩耍时间，用 2 级声音聊天就很好。

尖叫的声音通常太吵了！

尖叫的声音可能像灰熊一样猛烈！

尖叫是 3 级声音。

只有在紧急情况下，才能使用 3 级声音。

下面的 3 级声音量表示例也是给幼儿使用的。

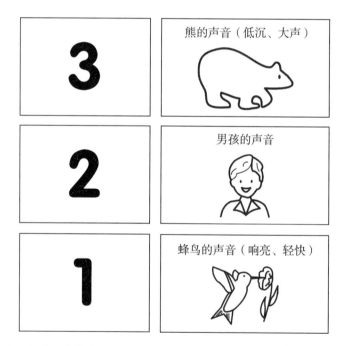

3	熊的声音（低沉、大声）
2	男孩的声音
1	蜂鸟的声音（响亮、轻快）

注：视觉图片取自 Boardmaker 软件（Mayer-Johnson, www.mayer-johnson.com）。

注 意 如上所述，如果你选择使用 3 级量表，那么以后扩展到 5 级声音量表会比较困难。在 5 级量表里，5 级表示尖叫，4 级是户外使用的大声，2 级则是低声细语……

以下教育工作者和我们分享了他们的成功经验，为这一部分的撰写贡献了智慧：

◎ 莎拉·佩德森（Sarah Pedersen），明尼苏达州伯恩斯维尔市的幼儿特教教师

◎ 杰森·贝克（Jason Backes），明尼苏达州的教师

◎ 艾米·范登伯格（Amy VandenBerg），明尼苏达州新布拉格的幼儿特教教师

◎ 妮可·萨泽尔（Nicole Saatzer），明尼苏达州新布拉格的幼儿特教教师

◎ 凯西·奥格登（Kathy Ogden），明尼苏达州布雷纳德的教师

◎ 简·斯塔利（Jan Stahly），明尼苏达州伯恩斯维尔市的幼儿特教教师

◎ 达纳·兰达尔（Dana Randall），明尼苏达州伯恩斯维尔市的幼儿特教教师

◎ 塔拉·图切尔（Tara Tuchel），明尼苏达州斯蒂尔沃特的教师

5. 尽可能让孩子参与进来。 无论何时，只要孩子在你的安排下积极参与量表活动，你就一定会发现这样做非常值得。在教授量表时，使用图卡是一个好主意。儿童可以直接动手操作，把图卡与"等级"匹配起来。下面的例子示范了如何制作这种量表（儿童用魔术贴把下方的图卡贴在量表右侧相对应的位置上）。

5	啊！我要打人了。 我会做出一个糟糕的选择。	◯
4	我要控制不住了。 我可能会做出一个糟糕的选择。	◯
3	我开始感到坐立不安， 但我能控制得住。	◯
2	我感到有点好笑， 但我能做出不错的选择。	◯
1	我感觉**超好**！ 任何事情我都能处理好。	◯

［想法来自明尼苏达州上北的吉尔·普林（Jill Pring）老师］

> **注意** 在给每张卡片上的边缘部分（除了面部表情部分）涂颜色时，要选择与卡片代表的等级数字一致的颜色。1= 绿色，2= 蓝色，3= 黄色，4= 橙色，5= 红色。

《焦虑，变小！变小！》（*When My Worries Get Too Big!*, Buron, 2006）一书为高度焦虑的幼儿撰写。此书的目的是教孩子认识焦虑的不同等级，然后通过完成放松的例行程序，让儿童的身体平静下来。

下面是一个利用孩子对恐龙的兴趣制成的 3 级量表，其中一部分需要孩子自己填写。量表中大大的箭头起辅助作用，提醒孩子在焦虑达到 4 级或 5 级之前就要开始放松。此量表的使用方式与《焦虑，变小！变小！》一书中提出的方法大致相同。

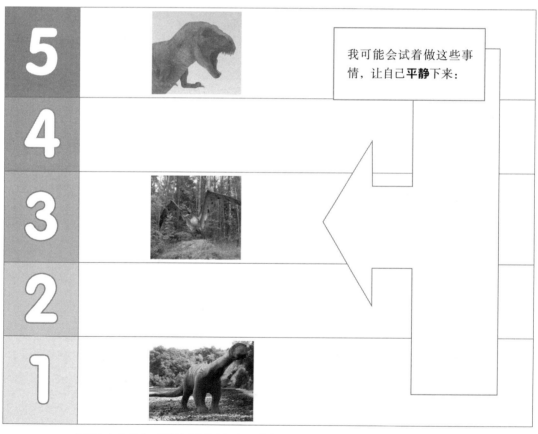

有时我会发火
——我的恐龙量表

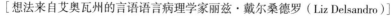
［想法来自艾奥瓦州的言语语言病理学家丽兹·戴尔桑德罗（Liz Delsandro）］

6. 将数字等级与图片融合在一起，利用视觉辅助解释社交行为。 下面的量表使用儿童特别感兴趣的火车来表征情绪状态、可能的结果和建议。

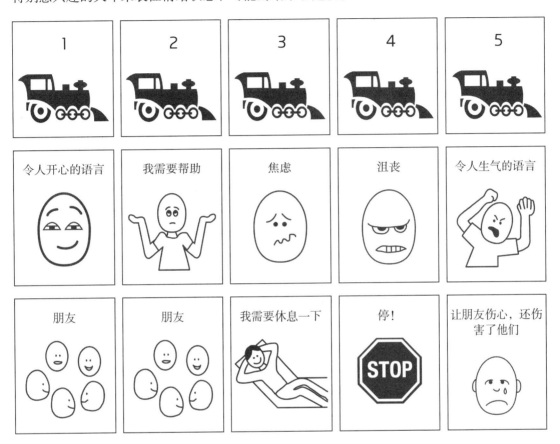

（想法由艾米·范登伯格提供，她是明尼苏达州新布拉格的幼儿特教教师）

> **注 意** 上图中小火车的颜色应与量表中 5 个等级的颜色一致：1= 绿色，2= 蓝色，3= 黄色，4= 橙色，5= 红色。

下面量表的使用者是一名 5 岁的孩子，他几乎没有语言表达能力。他在家里常常会生气、沮丧。量表贴有表示高兴或沮丧的图片，还有代表不同情绪等级下的放松策略的图片，用这些图片说明数字的含义，帮助他识别每个情绪等级。

因此，在量表的支持下，研究小组就可以给照顾者列出清单，提出帮助孩子冷静下来的策略，并列出让孩子生气的事物。

如果有新的挫折感受出现，这份清单还可以再扩充。这个量表既能用来教育孩子，也可以用来指导照顾者。

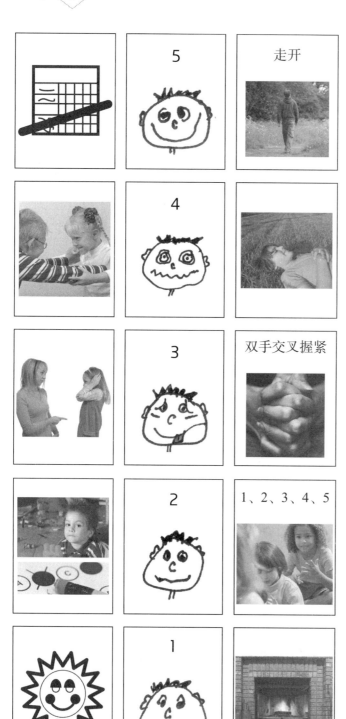

冷静策略：

1. 想一想壁炉

2. 深呼吸，和照顾者一起数到"5"

3. 双手交叉握紧（和步骤 1、2 一起做）

4. 打出手势或给出图片，表示要休息一下（和步骤 1、2、3 一起做）

5. 走开（和步骤 1、2、3、4 一起做）

让他生气的事情：

1. 不得不整理房间或犯了错

2. 妈妈对他说"不"和"去睡觉"

3. 和妹妹打架

4. 生活惯例有了改变

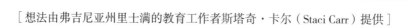

［想法由弗吉尼亚州里士满的教育工作者斯塔奇·卡尔（Staci Carr）提供］

7. 利用特别感兴趣的主题和威力卡（Power Cards）[1]。一直以来，我们在最喜欢的量表中都纳入了儿童特别感兴趣的主题，并通过使用威力卡证实了其有效性（Gagnon, 2001）。主题最好能个别化，如果你需要一些练习，你可以去了解一下流行的动漫、电影或书籍中的角色。大多数情况下，这些角色的性格与我们非常相像。你通常可以找到 3 ~ 5 个角色来阐释你的量表主题。

在幼儿身上成功使用过的"主题"例子包括：

滑溜溜的鱼（歌曲）	恐龙
火车（托马斯）	小熊维尼
海绵宝宝	米老鼠
迪士尼卡通角色	猫和老鼠
野兽[2]	蓝精灵
好奇的乔治	威格尔斯
我的漂亮小马	超级英雄
家庭照片	苏斯博士（Dr. Seuss）[3]
动物 / 宠物	大力水手
食物	芝麻街
乐器	罗比蓝考拉

孩子几岁才可以使用量表是我们经常被问到的一个问题。我们希望本节能够让读者了解到，无论孩子年纪多大，他们都可以使用量表。记住，量表是一种比语言更易于理解、更系统化的学习方法。如果你的孩子或你教的孩子对传统的教学方法没有反应，试一试量表吧。

---

① 译注：又译魔力卡或充电卡，是一种图片提示，卡片上一般画着孤独症儿童喜欢的人或物，并标有简单的句子，在某项活动开始前使用，帮助儿童顺利进入环境和活动中。
② 译注：绘本《野兽国》（*Where the Wild Things Are*）里面的角色。
③ 译注：美国著名的儿童文学家、教育家。

♥ 5 颗星 ♡

请记住，在所有多次练习后可预测的系统中，量表只是其中一种，它可以用来增加你与孩子或学生的交流互动。

该系统中还有一套方法，卡丽把它称作"5 颗星"。"5 颗星"可以从视觉上展现时间的流逝，帮助人们理解何时该停止某件事，去做另外一件事。

卡丽为幼儿园中一名 5 岁的男孩提供帮助。每天小组活动时，男孩都会尖叫，然后教师助手就会把他带出教室，以免他扰乱课堂。随着时间的推移，他学会了用尖叫达到出去散步的目的。老师并非有意教他这种行为，可这正是他所学到的。"5 颗星"系统就是用来中断不经意间建立起来的消极互动模式。

"5 颗星"系统包含了一个硬纸板条，该纸板条分为 5 个或 6 个正方形（每个正方形上粘好了魔术贴），另外还有 5 颗星星（每颗星星上都粘好了魔术贴）。老师把硬纸板条给孩子后，告诉他（用上面的例子）："我们在小组活动中待满 5 颗星后就可以出去散步。"

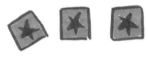

					散步
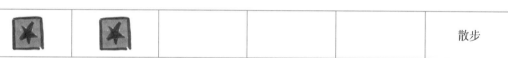					

如果你选择使用含有 6 个正方形的纸板条，那第 6 个正方形就要用图片或文字说明接下来要做什么（如走路、休息、喝水等）。由成人决定给孩子星星的速度，这样会比传统的计时器更灵活。

> 注意 "5 颗星"不是奖励系统，而是为形象地表示时间的流逝而设计的。学生不会"赢得"或"失去"一颗星。在上面的例子中，我们的期望是在小组活动中"待满 5 颗星"，而不是在小组活动中无限地待下去或是待 5 分钟。

刚开始时，特别是如果学生像上面的例子那样已经建立了一个消极的模式，成人要快速地把星星给学生，这样就可以避免他尖叫。学生熟悉了这个系统后，成人就可以放慢粘贴星星的速度，逐渐增加学生参与小组活动的时间。成人的责任是密切注意破坏行为的早期迹象，如说话脱口而出、自言自语或来回踱步，这样就能在学生尖叫之前成功地避免该行为，同时努力增加他参与小组活动的时间。

一项喜欢的活动快要结束时，你也可以使用"5颗星"。例如，学生正在体育馆里玩，快要走时，你要求学生离开，他却不愿意，这时，你可以试试"5颗星"的方法。让学生知道你们粘贴完5颗星后就要离开，或者对他说："'5颗星'后，体育馆活动结束。"把"5颗星"图表贴在墙上，然后走开。一段时间后，慢慢走到图表前，粘贴一颗星星，口头提醒他："还有'4颗星'，体育馆活动结束。"你在图表上粘贴完5颗星后，让学生知道，体育馆活动已经结束，是时候去上课或做其他事情了。记住，要有耐心，给学生足够的时间消化这个功能性强大、可预测的系统。

针对典型孤独症学生的量表

　　我们刚开始从事这项工作时，接触的都是重度孤独症学生。事实上，5级量表最初也是为他们设计的。在前面介绍的量表中，以下三个量表是为语言能力有限的个体制定的：林赛的家庭量表、梅根的触摸量表和拉里的声音量表（见第 15、28 和 30 页）。

　　回顾一下这三个量表，你会发现为林赛编写的社交故事很长。开始，老师可能会担心故事里的语言太多。然而，值得注意的是，林赛的社交故事是她的母亲向学校推荐的首选活动。这个故事似乎能让林赛放松下来，所以她的老师把它放在林赛的选择板上。

　　在帮助 ASD 学生的过程中，我们使用了社交叙事或卡罗尔·格雷的社交故事（Gary, 1995），并取得了很大的成功。我们相信故事是有效的，其部分原因在于它们具有重复性和系统性。同样，林赛的社交故事虽然很长，但她很喜欢。无论是她的母亲、父亲还是老师把这个故事读给她听，她听起来都觉得一样。这个故事给林赛提供了她需要的和想要的信息。

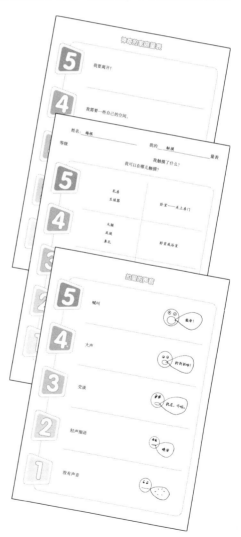

♥ 具体的、与活动有关的量表 ♡

许多老师更喜欢让有认知障碍的学生使用3级量表，他们认为在介绍如何使用量表时，把概念分成3个等级要简单一些，也更具体。

在下面的例子中，老师使用真实的气球，从视觉上展示精力和行为的三个状态。最小的气球表示平静的状态，中等大小的气球表示愚蠢的状态，最大的气球则表示生气的状态。气球的颜色与5级量表中的1级、3级和5级一致，这给老师在将来的系统中添加一个蓝色气球和一个橙色气球（以完善原始量表中的五种颜色；1= 绿色，2= 蓝色，3= 黄色，4= 橙色，5= 红色）留有余地。

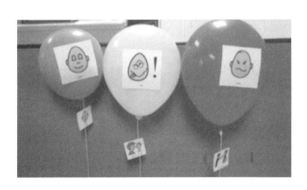

还有一项活动与气球相关，老师把学生在以上三种状态下的表现分别拍成照片并贴在气球上，然后把照片和不同行为的图片（大声笑、做鬼脸、扔玩具、跑和坐在桌子前）配对，将不同行为的图片挂在对应气球的细线上。这样的量表虽然没有包含数字，但它还是一个系统，也充分利用了孤独症儿童系统化的学习风格。

还有一种方法可以让量表更具体，那就是添加代表活动的物品。有位老师在初次介绍5级焦虑量表时，展示了在每个等级可以做的不同活动，帮助学生平静下来。她先把一组箱子堆叠起来，在箱子上标注"1~5"的数字，然后在每个箱子里放入代表活动的物品。这种方法是让儿童先给自己评级，然后从对应等级的箱子里挑出一个代表活动的物品来完成。

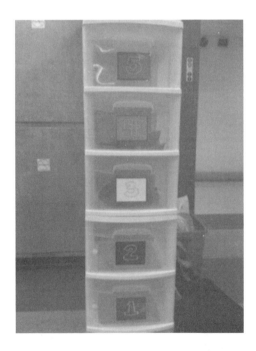

（以上这些想法来自明尼苏达州上北的吉尔·普林老师）

此外，我们还可以让学生给自己的量表涂上颜色。这项活动可以定期做，我们可以根据需要提供支持。随着时间的推移，无口语的学生也能够完成类似下面这样的系统。

我的感受量表

姓名：_____

把一个长方形涂上颜色，表示你当天的感受。

通过量表，你判断自己的哪一级情绪出现的次数最多！

1	2	3	4	5
高兴	还行	紧张	生气	失去控制

（想法来自明尼苏达州新布拉格的妮可·萨泽尔老师）

♥ 焦虑和问题行为 ♡

ASD 人士的问题行为与社交差异或社交缺陷有关。也就是说，当个体表现出社交问题时，他/她可能缺乏建立良好社交关系的必要技能。任何人在交朋友和日常生活中都不会主动选择失败。

建立友谊或互相尊重的关系所需要的其中一项技能是情绪调节。如果个体无法调节自己的情绪，当她在社交活动中受挫时，她就可能表现出令人不快的或攻击行为。这样的问题行为出现后，她的家人、老师和同龄人可能会感到非常生气。

如果个体没有能力说明自己的行为原因，事情就会变得更加棘手。这种消极的社交互动循环会给她本人和所有关心她的人带来伤害。这是一个关乎生活质量的重大问题。

通常，照顾者具有建立积极关系必需的社交技能。他们是成熟且灵活的思考者，能够在建立关系方面起到带头作用。如果个体不能成功地调节自己的重大情绪反应，照顾者应该迈出第一步。我们需要创造成功的互动、美好的生活和愉快的社交。

焦虑曲线工作表是开启此过程的一种方法。马克斯是一位年轻人，有孤独症和唐氏综合征。他的经历就是一个很好的例子，让我们了解到团队是如何使用焦虑曲线工作表支持他的。

这种情况下，量表是一种计划工具，帮助照顾者更加仔细地观察马克斯的焦虑——它看起来是什么样子，是什么让它上升。这个过程首先帮助每个人把注意力放在如何避免焦虑上。因此，团队决定创造一个平静的环境，这样才能为马克斯创造积极的体验。

团队的精力都花在了如何更好地"解读"马克斯上。马克斯似乎对别人的情绪反应非常敏感。如果照顾者惊慌失措，他也会产生同样的情绪。团队成员开始理解，他们的行为是如何让马克斯感到焦虑的。团队意识到他们可以为马克斯提供支持他保持平静的力量，或者让马克斯觉得他们有能力应对一切。

兴趣 四　帮助他放松的特殊物品丢了；其他同学正在性情绪强烈的环境中；不得不将注意力分配给其他人；特别累；他想要某个东西，可是当下却没有；老师或同学把他的东西拿走了；很久之后才会发生的特殊事件马上就要发生；等待活动开始（他需要等待的时候事可做）；东西不在原位；人、事或生活安排有了意想不到的变化；在他你心难过时，对他说太多的话。

冷静 三　把他关心的事情画成一幅画；演奏音乐；读他自己选的书籍；涂色；拿玩具玩；做手工；写故事；把他的感受写下来；按摩手 / 脚；散步；改变话题；出杂志 / 书籍 / 图片看一看；对路过的人说"你好"；在一个安静的地方休息一下；办点杂事；给一位特别的人写一张纸条；干杂活；做有本领的活动。

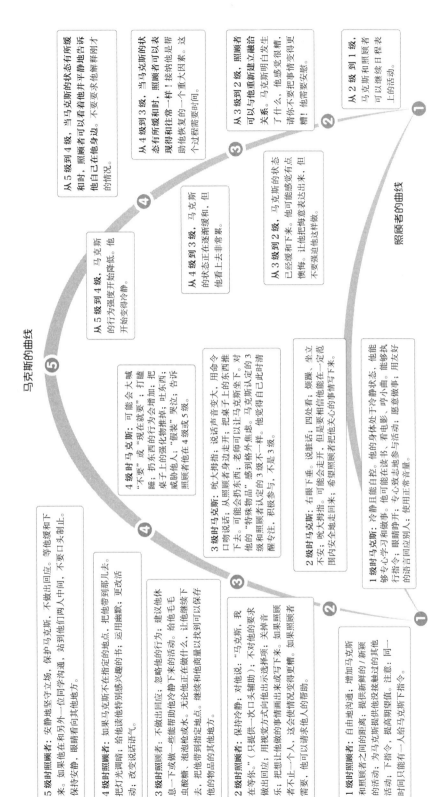

马克斯的曲线

从5级到4级，当马克斯的状态有所缓和时，照顾者可以看着他并平静地告诉他自己在他身边。不要要求他解释刚才的情况。

从4级到3级，当马克斯的状态有所缓和时，照顾者可以跟他正常一样！接着告诉他是帮助他恢复平静的一个重大因素。这个过程需要时间。

从3级到2级，照顾者可以与他重新建立融洽关系。马克斯明白发生了什么。他感觉要安静。

从2级到1级，马克斯和照顾者可以继续日程表上的活动。

从5级到4级，马克斯的行为强度开始降低。开始变得冷静。

从4级到3级，马克斯的状态正在逐渐缓和，但他看上去非常累。

从3级到2级，马克斯的状态已经缓和。他可能觉得有点懊悔。让他把悔意表达出来，不要强迫他这样做。

4级时马克斯：可能会大喊"不要"或"现在就要"；打瞌睡；扔东西的行为会增加；吐东西；把桌子上的物品推掉；威胁他人；"假装"哭泣。告诉照顾者他在4级或5级。

3级时马克斯：吭大嗓指；说话声音大，用命令口吻说话；从照顾者身边走开。对他的"特殊物品"感到格外焦虑。马克斯认定的3级和照顾者认定的3级不一样。他觉得自己此时此刻清醒有焦虑，积极参与。

2级时马克斯：右眼下垂；说着会走开；四处看；烦躁；坐立不安。可能会走开，但是要相信他能在一定范围内安全地走回来。希望照顾者关心他的事情写下来。

1级时马克斯：冷静且能自控。他的身体处于冷静状态。他能够专心学习和做事。他可能在读书、看电影、哼小曲；愿意做事；用友好的语言回应别人；眼睛看向别人；使用正常音量。下指令；能够执行指令；专心致志地参与活动。

5级时照顾者：安静地坚守立场，保护马克斯，不做出回应。等他缓和下来。如果他在和另外一位同学沟通，站到他们两人中间，不要口头制止。保持安静，眼睛看向其他地方。

4级时照顾者：如果马克斯不在指定的地点，把他带到那儿。把灯光调暗；给他读他感兴趣的书；运用幽默；改变说话语气。

3级时照顾者：不做出回应；忽略他的行为；建议他休息一下或者做一些能帮助他冷静下来的事情。给他毛毛虫软糖、泡泡他或水。无论他正在做什么，让他继续下去。把他带到指定地点。继续和他商量以找到可以保存他的物品的其他地方。

2级时照顾者：保持冷静，对他说"马克斯，我在等你。"（只提供一次口头辅助）；不对他的要求做出回应；用视觉方式向他出示选择项；关掉音乐。把想让他做的事情画出来或写下来。如果照顾者不止一个人，这会使情况变得更糟。如果照顾者需要，他可以请求他人的帮助。

1级时照顾者：自由地沟通；增加马克斯利照顾者之间可通的距离；提供新鲜的 / 新颖的活动；为马克斯提供他没接触过的其他活动。下指令；下指令，提高期望值。注意：同一时间只要有一人给马克斯下指令。

照顾者的曲线

马克斯的焦虑感曲线工作表（2011 年 5 月）

（Buron & Curtis, 2001）

[感谢马克斯和他的妈妈凯蒂·库卡思（Katie Cokas）愿意与我们分享马克斯的故事]

典型孤独症量表的其他用途：让照顾者和其他看护人员知道怎么做

如果 ASD 人士没有语言，甚至无法用手指做出有效的指向动作，那么他很可能无法用量表衡量自己的焦虑程度或所需支持的等级。但是，他的照顾者可以使用量表。照顾者可以使用等级量表衡量对方需要什么样的支持。

以小女孩乔伊为例，她正准备去学校的媒体中心。乔伊正在发出快乐的但比较大的 4 级声音。她似乎没有意识到自己的声音有些大，也无法调节自己的声音大小。当孩子们一起参与活动时，媒体中心能够接受的最大声音是 3 级，但一般来说，他们的声音应该保持在 1 级和 2 级。

乔伊需要哪一等级的支持才能进入媒体中心且不会干扰他人呢？她需要哪一等级的支持才能避免被媒体中心完全排除在外呢？照顾者（这个例子中可能是教师助手）也许能通过量表得到这样的提示：等乔伊的声音降下来再带她去媒体中心；或者等到媒体中心允许更大的声音出现时再进去，也就是说，要等到学生们开展某种团体活动时再进去。

媒体中心的图书管理员对教师助手和乔伊感到很满意，因为他们没有扰乱课堂秩序。特教老师感到很高兴，因为乔伊能够去图书馆参加其他孩子的活动了。教师助手如释重负，因为她成功地完成了带乔伊去图书馆的任务。能够待在图书馆，乔伊自己也很开心。大家皆大欢喜！

以这种方式使用量表，即使个案管理者、教师或家长不在场，照顾者之间也能就儿童所需的支持类型达成共识并相互理解。儿童的焦虑感也会降低，因为当她不知道怎么做时，她不会只是被警告要"守规矩"，这反过来又能增加学生对照顾者的信任。

乔伊的量表

5	尖叫。 立刻平静地离开媒体中心。她不高兴，需要一些支持！ 和最熟悉她的工作人员聊聊。 请不要带乔伊去媒体中心，即使日程表上有这项安排。
4	大喊大叫。开心。 去户外或参加聚会是不错的选择，但是不能去媒体中心。平静地等待乔伊冷静下来。这不会花费太长时间。
3	用常规的聊天声音发出"哈——"和"呜——"的声音。 当孩子们在媒体中心没有参与听故事等要求安静的活动时，乔伊可以在那里使用这个等级的声音。在媒体中心找到其他替代活动，如离开阅读区去收听中心；如果她发出噪声的频率降低了，再回到阅读区。
2	发出声音的频率很低。声音时大时小。 还不错。如果乔伊发出了短暂的大的声音，可以对媒体中心的人员说"抱歉"或"不好意思"。虽然其他孩子不介意，但工作人员可能会介意。
1	安静。 此时去媒体中心正好。但是如果乔伊安静了15分钟以上，请和最了解她的工作人员沟通一下，确定她一切还好。安静太久可能是癫痫发作的先兆。

许多典型 ASD 人士无法用语言表达他们知道什么、需要什么以及他们的感受和经历。我们所学到的系统化的学习模式，大部分来自高功能孤独症人士，所以有时候典型孤独症人士的照顾者认为量表不适用于他们的学生。虽然 ASD 人士表现不一，但是根据定义，他们都有共同的特征，即他们的行为、兴趣或活动呈现出刻板性和重复性。

这些方面恰好与高度系统化的学习模式息息相关。我们希望本节给所有 ASD 人士的照顾者提供了足够多的例子，以帮助他们开始使用量表。

更多"相当好"的量表

本节将介绍另外九种量表，其中的故事和细节是关于如何处理复杂的社交概念的。我们还介绍了三个示例，让学生参与创建，从而"拥有"自己的量表。让 ASD 人士参与创建属于他们自己的量表，可以提高他们的自我意识和自我管理技能。

♥ 语言量表——我说了什么？♥

怀亚特 9 岁时，因为告诉同学他打算把武器带到学校而被学校停课。当学校行政部门非常严肃地处理这件事时，他感到既惊讶又沮丧。他以为大家都能明白他只是在开玩笑。

为了帮助怀亚特理解他的语言会让他人产生何种想法，他的老师创建了一个 5 级语言量表。她决定按照下面的标准给怀亚特的语言评级：

· 1 级——这级语言会让别人认为怀亚特是个好人，被称为"好听的语言"；

· 2 级——这级语言不会让人感到厌烦，但也不是特别友好，她称之为"还不错的语言"；

· 3 级——这级语言可能会伤害别人的感情，她称之为"伤害别人感情的语言"；

· 4 级——这级语言会让人认为怀亚特很刻薄，所以被称为"生气的语言"；

· 5 级——这级语言会让人觉得他很危险，可能是"最差劲的语言"了。

怀亚特的老师用下面的故事向他介绍了量表。

语言的力量

我们所用的语言影响重大。即使你不认为自己在威胁别人，你的言行也会让别人觉得你是在威胁他们。

别人无法读懂你的想法，所以他们必须根据你说话时所用的语言猜测你的想法。

仔细研究你的语言量表很重要，在你大声说话之前，好好思考你要用的语言。

即使你想用 4 级和 5 级语言，最好还是把它们留在你的思维泡泡里。

人们听到 4 级和 5 级语言时，可能会认为你很危险。他们就必须要做点什么。

仔细研究你的量表并且牢记：不要戳破你的思维泡泡！

［五年级的露营成员艾米丽·派克（Emily Peck）首创了"不要戳破你的思维泡泡"这个短语］

怀亚特的语言量表

5	**最差劲的语言**。这些语言带有威胁的意味，别人会认为你想伤害他们，而且这些语言违反了法律！说你要杀了某人或说要带把枪去学校，就是 5 级语言。
4	**生气的语言**。人们生气时会说出这些话，通常都是骂人的脏话。说这些话让你惹上麻烦。说脏话是个坏习惯，所以一定要当心！
3	**伤害别人感情的语言**。这些话会让别人感到伤心或生气。它们可能是一些粗鲁的话，如评价别人的长相、说些取笑别人的话。这些语言会让你周围的人感到很不舒服。使用这些语言时，你很难交到朋友。告诉某人他很胖就是一种 3 级语言。
2	**还不错的语言**。这些语言让别人感觉不错，例如，我们日常生活中说的"你好"或"再见"。当你使用这些社交语言时，人们会感觉很不错，因为这些语言会让他们感到很舒服。
1	**好听的语言**。这些语言可以让别人感觉很不错。好听的语言指的是赞美的话，如"我喜欢你的帽子"或"多么漂亮的一幅画啊"。我们使用这些语言是为了让别人感到舒服。说好听的话是交朋友最好的方法之一。

感谢来自得克萨斯州埃尔帕索的格拉谢拉·科雷拉（Graciela Corella）老师，她为本部分内容做了补充，指出了 1 级和 2 级语言是坚定自信的语言，而 3 级、4 级和 5 级语言是攻击性的语言，为她的学生进一步阐明了各级语言的不同。

下面是另外一个语言量表示例，它针对的是语言、语气和音量。

5	**暴力的语言**。骂人的脏话。用尖叫的方式说出的话。这些语言表明我已经失去控制了。使用 5 级语言会让别人认为我很危险。
4	**可怕的语言**。这些语言会让人觉得很吵。当我用这些语言时，人们会觉得我可能要伤害他们。这些语言听上去不友好。虽然我很难保持我的音量不达到 4 级，但是我知道学习如何控制它很重要。
3	**唐突的语言**。这些语言好像是突然冒出来的。有人在过道里突然对我说："你好！"完全出乎我的意料，这就属于 3 级语言。唐突的语言可能会使我大喊道："闭嘴！"或"滚开！"这通常意味着我想不出任何别的话来。我可以试着只回应："你好！"
2	**友好的语言**。这些语言让人听起来觉得很悦耳。友好的语言让人们内心感觉很不错。一般来说，如果一个人在学校里使用越多的友好语言，他就越容易交到朋友。老师和同学都喜欢友好的语言。
1	**微弱的语言**。这些语言当下听起来声音太小了。比如，当老师问我问题时，我有点担心自己回答得不对，因此我说话的声音非常小。有时候，人们用 1 级声音说话就像是在咕哝。在小组内回答问题让人有些害怕，声音小也情有可原。

♥ "什么时候太近……？"量表 ♡

　　卡特是名八年级的男生，他最近开始拥抱、亲吻他的老师。刚开始，成人觉得卡特的行为很纯洁、美好，因为他以前对老师没表现出很深的感情。但是，随着时间的推移，成人开始担心了。他们觉得卡特似乎不知道人与人拥抱和亲吻的界限。他习惯了拥抱和亲吻他的妈妈，表达对妈妈的爱，但现在他开始亲吻自己并不熟悉的成人。显然，其他人对这种程度的亲密感到不舒服。

　　开始，老师努力教他替代行为（如举手击掌），还教他区分在家和在学校的行为，但是他的拥抱、亲吻行为不但没有减少，反而增加了。卡特甚至开始在教室里围着老师转，发出亲吻时的咂嘴声，喊老师的名字，朝他们飞吻。

　　团队认为卡特是想表现友好，但他不知道自己古怪的行为会让别人有什么感受。他们设计了一个量表，客观且直观地描绘出不同等级的人际行为。在创建完并打印好量表后，老师在一对一课上向卡特介绍了这个量表。在这份量表中，团队决定用绿色表示 2 级，让卡特一眼就能注意到该等级。卡特仅学习了一次，似乎就掌握了量表。他在当天就开始与人举手击掌！

卡特接触量表一年以来，一直用举手击掌的方式与家人之外的人打招呼。几个月前的一天，卡特过得特别不顺利，老师觉得卡特需要一个拥抱。她询问卡特是否可以拥抱他；他说可以，两个人就拥抱了一下。此次危机过后，卡特仍然使用举手击掌的方式，没有倒退的迹象，他不再见到任何人就拥抱、亲吻了。

[此故事由明尼苏达州弗里德里市的托尼亚·李（Tonya Lee）老师提供]

"什么时候太近……" 量表

等级	我做了什么？	其他人有什么感受？	结果可能是什么？
5	别人不想要的触摸和亲吻。	受到侵犯！	这种行为很不好。别人会觉得不安全，其他同学会把这种行为报告给大人。成人这样做就违法了！
4	围着别人转，表现出你想要亲吻他们的样子。	非常不舒服。不安全。	这会让别人害怕你。任何人在你身边可能都会觉得不安全。
3	向家庭成员之外的人飞吻，或告诉他们你想触摸和亲吻他们；长时间地盯着某人看。	不舒服，很古怪。大多数人都感到迷惑不解。	人们可能分不清你到底是好人还是坏人。所以，他们可能决定离你远点。
2	举手击掌；说早上好；向别人微笑。	很好。这些交流互动让别人觉得和你在一起很不错。	交到朋友；你最喜欢的工作人员想和你一起工作。人们想坐在你旁边。
1	没有任何交流互动。	别人可能会觉得你不喜欢他们。	这样可能很难交到朋友。

说出我们的想法——自我倡导量表

有多种方式可以发展和加强自我倡导技能。本部分所讲的例子中引入的量表展示的是自我倡导的基础部分。人们可以利用这些量表对自己要做的事情提出想法，甚至在活动结束之后对其进行评估。下面的量表示例是在小组中使用的，个性化要弱于前面的那些量表。量表用于反映每个小组成员的意见，这种系统化的方式可以得到持续使用。

这些量表是为四名中学生制定的，学校为他们开设了一门社交理解课。这门课的目标是在社交技巧和概念方面为他们提供直接的指导。为了帮助学生泛化，老师和 / 或教师助手也被要求参与每周的课堂学习，同时在学校的其他环境中示范这些技能。

因为学生们不愿意参与或学习这些技能，学生和老师之间慢慢形成了"敌对"关系。希望自我倡导量表的活动能够让他们的关系变得更积极，使双方能够互相尊重。

观点量表被设计成一项调查表，让学生在上课前几天填写。该量表旨在为学生提供一个表达观点的机会，让他与一位自己信赖的成年人士一起，把自己的想法说出来或写出来。在这种结构化的模式下，学生可以针对社交课程的内容提出建议。由于观点量表是在课前完成的，老师也就提前告知了学生上课的主题。

每节课结束后，课后检核量表就会显示在智能板上。这个量表和学生的情绪等级无关，是关于上课质量的。第一次使用这个量表时，四名学生都认为第一节课比他们预期的要好。

这些等级量表有助于促进学生和教育工作者之间形成积极、融洽的关系。这种做法仿佛赋予了学生权力，让他们有了掌控感。小组成员之间合作默契，许多评论和建议都很幽默。

观点量表

主题：下周二你来上社交理解课吗？我们会观看一部阿尔伯特·爱因斯坦传记，了解他在社交技能方面遇到的一些问题。

圈出你的等级。

5   4   3   2   1

听起来不错   可能   坚决不去！

为什么？

_____

_____

你认为我们在社交技能课堂上应该做些什么？请写下来。

_____

_____

课后检核量表

社交理解这门课程……

5 级——太棒了！最好的课程之一，因为：

4 级——比我预想的要好，因为：

3 级——和我预想的一样（好，还行，不好），因为：

2 级——没有我预想的好，因为：

1 级——太差了。最差的课程之一，因为：

下面的想法也很棒，可以用在小组里

这组学生之前接触过焦虑量表，他们创建了自己的专属量表，并用自己的语言给每个等级下了定义。教师按照惯例将下面的备忘录发给他们作为提醒，备忘录用的都是他们熟悉的量表语言。

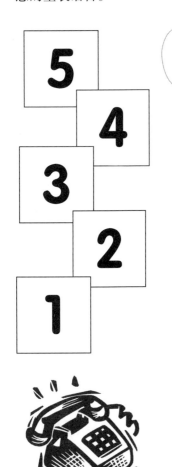

♡ 备忘录 ♡

收件人：社交思考者小组

写件人：普林老师

我们只是想花点时间提醒你，使用 5 级量表很重要。

记住，5 级量表是为了帮助你更好地理解自己的焦虑，它是一套简单的系统，可以让你对自己的感受进行自我监控。

为了成功地使用 5 级量表，记住这点很重要：当你到达 3 级时，你就要使用求助热线了。如果你到了 4 级或 5 级再求助，那就太晚了！

求助热线指的是你身边的人，他们会提醒你去使用量表。求助热线也包括你的量表上的策略。

在学校里，你的求助热线是：

· 普林老师

· 约翰逊老师

· 伯格老师

· ＿＿＿＿＿＿

· ＿＿＿＿＿＿

在家里，你的求助热线是：

· 父母

· 兄弟姐妹

· 其他亲戚

使用求助热线将确保你来到学校后，能够度过美好的一天！

感谢你对此事的关注。

（想法来自明尼苏达州上北的吉尔·普林老师）

♥ 个人速度量表 ♡

个人速度量表是为两名三年级男孩制定的，他们经常在过道里奔跑。其中一名男孩叫奥伯迪，有孤独症；另一名男孩名叫奥斯汀，是个普通儿童。从室外回到教室时，他们习惯全速跑向教室门口，在离教室门口大约 6 米的地方，用膝盖在地上滑行，看看谁能滑得离教室门口最近。

他们必须非常准确地把握好时间，因为老师在休息结束后就会回教室。奥伯迪不明白这种情况的微妙之处在于不能被老师抓住。一天，奥斯汀正要弯下膝盖，他突然看到老师站在教室门口，便立即停了下来。可是奥伯迪仍然接着做，而且看到同学停下来时，他很是兴奋，因为这次他肯定会赢得比赛。

对于因在过道里奔跑和滑膝盖而受到的责罚，奥伯迪感到非常惊讶。他告诉老师奥斯汀也一直在奔跑，却没有受到责罚，他认为老师对他不公平。

下面的量表是在奥伯迪受到责罚后制定的。他的特教老师针对奥伯迪上次的运气不佳制定了量表。量表包含以下几个关键因素：你在哪里，你和谁在一起，谁可能看到你，你在做什么。

老师使用漫画（Gary, 1995）、思维泡泡和对话泡泡处理奥伯迪的问题，帮助他理解其他人如何看待他们看到的东西。她把他的同学和三年级老师的想法都写出来了。

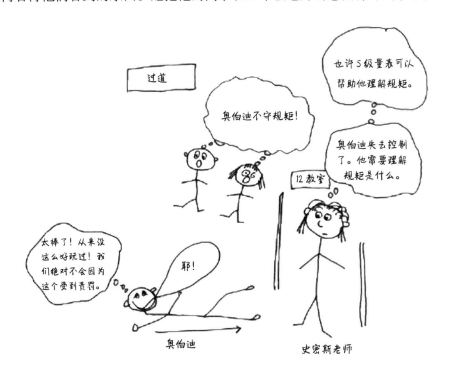

重新解读漫画后，老师和奥伯迪一起制定了个人速度量表。奥伯迪通过标记速度（蜗牛、赛车等），确定什么时候可以使用和不可以使用某个等级的速度。接下来，奥伯迪所有的同学和老师一起检核了该量表。他的同学们也有机会在量表的制定上出把力，他们提出了在消防演习、学校放学以及田径日活动时分别应该使用什么等级的速度。

人们也可以针对某些不守规矩的行为，例如，上课时给同学传纸条，（对大龄人士来说）工作时使用社交媒体或发短信，或者比规定时间多休息几分钟，将这份量表改成"有时不守规矩"这一主题量表。

个人速度量表

等级	速度	可以	不可以
5	印第①500 大奖赛！全速奔跑！		
4	跑步或慢跑		
3	快走或快跳		
2	（按正常速度）走		
1	走得非常慢		

① 编注：一种赛车形式，参赛的汽车有着特殊的构造，通过绕着倾斜的、规则的、通常为椭圆形的赛道行驶以实现极高的速度。

在这个例子中，奥伯迪负责命名不同等级的速度，然后和老师一起填写表格，根据下面的条件填写在什么地方用何种速度合适，用何种速度不合适：

我在哪里？这地方用这种速度合适吗？

我和谁在一起？用这种速度对方会不高兴吗？

我在做什么？现在是工作时间还是玩乐时间？

谁能看到我？如果有人看到我，会有什么问题吗？

♥ 另外两个速度量表示例

下面两个量表使用图片定义不同等级的速度。第一个量表是给每个等级下定义，第二个则是给每个动作命名。

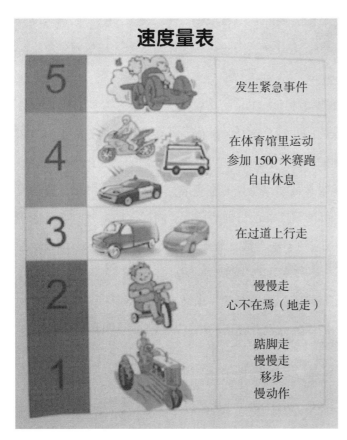

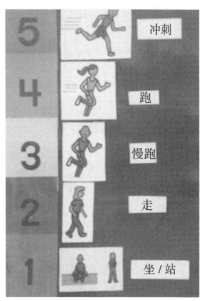

[示例由明尼苏达州布卢明顿的克里斯·雷亚诺（Chris Reano）提供]

♥ 感知觉量表 ♡

我们已经成功地创建了有关食物、味道、声音和地点等主题的量表。许多 ASD 学生会被感知觉障碍打倒。下面的例子是一个环境量表，1 级代表非常舒适的地方，人们可以在那里睡觉；2 级是好地方；3 级是令人兴奋的地方（很有趣，但令人无法放松）；4 级是让人感到不舒服的地方；5 级是让人厌恶的地方，是人们不惜一切代价都要逃避的地方。

制定好环境量表后，人们就可以制作一些不同地点的图卡，如个体在学校、社区、家庭或工作中经常去的地方。然后，个体可以将这些图卡与等级相匹配，作为一种提供反馈的方式。

此外，还有一点很重要，那就是教育团队要通过拟订计划体现对个体填写的内容的尊重。例如，如果体育馆被评为 5 级，那么教育团队就要判断它为什么是 5 级，这一点相当重要。是不是因为结构化程度太低？有没有人在背地里取笑他？学生是不是对期望感到迷惑不解？对环境进行评估后，教育团队就可以在适当的环节给学生支持，让他能够更轻松地待在特定的环境中。

最初使用量表是为了标记不同的焦虑程度（Buron, 2007），但它后来发展为一种获得个体各种感官感受的方法，并广受人们的欢迎。感知觉障碍是非常个别化的，并不是所有谱系人士都有触觉、听觉或味觉方面的困扰，因此照顾者应根据他们的情况，为他们提供不同程度的支持。例如，如果某个孩子在餐厅里感到非常焦虑，气味、噪声等级、移动的人员数量和 / 或精力充沛的同伴的不可预测性等都可能是诱因。同样，如果一位成年 ASD 人士在特定的环境（如工作场所）中感到不安，那么她的焦虑可能是由多重感官因素导致的。

下面这个例子的灵感来自我们在视频网站上看到的一项活动。视频中，研究人员正在与一位小女孩合作，让她把各种食物的图片分别放在最能描述她感受的方框里。

等级	我的感受	我能做什么	哪种食物
5	太恶心了！ 我坚决不吃！	向对方说："谢谢，我不吃。"	
4	我不想吃这个。	把它放到盘子的另一边。 给别人吃。	
3	我要吃这个。	还可以。	
2	我喜欢吃这个！	真高兴今天午饭吃这个。	
1	我太爱吃了！！ 这是我最爱的食物之一！！	我渴望能吃到它。 我真想每天都吃它！	

❤"这不是比赛！"量表 ♡

奈德是一名四年级的学生，他特别渴望获得胜利。任何与人际关系相关的情境似乎都会让他感到强烈的焦虑，这种焦虑变成了一种要"赢"的冲动。无论是排在队伍最前面的"赢"，第一个把试卷传到后面的"赢"，第一个上公交车的"赢"，还是课间休息时的比赛中的"赢"，他事事都要"赢"。

在教育团队看来，奈德显然对比赛的本质缺乏一些基本的了解。他们创建了量表来支持他，他们发现量表似乎帮他减轻了焦虑，也减少了由比赛引起的情绪爆发。除了量表之外，他们还写了有关个人比赛的社交故事，故事包括打保龄球、玩游戏和输掉比赛，供奈德在学校和家里阅读。

［奈德的故事由艾奥瓦州火鸡谷小学的苏珊·莱博尔德（Susan Leibold）和杰基·诺沃特尼（Jackie Novotny）老师提供］

比赛量表

5	它和竞争无关，也绝不是场比赛，没有输家和赢家。它可能只是与个人情况有关，就像谁的体重减轻了或谁是最聪明的。
4	它既不是竞争也不是比赛，但是可能有人要先过去或先做某些事，其他人不去做，比如，老师让某人站在排头。这个没问题，做一次深呼吸。
3	它可能是场比赛，但有人可能不想分输赢。有点像休息时玩的比赛。先问问其他人想不想来场比赛。
2	它几乎就是比赛，但是一般只是为了好玩。做一个体面的赢家和输得起的输家很重要。如果赢了，注意不要吹嘘自己，比如，不要提醒输的队你们是赢家。如果输了，你也不要大喊大叫。
1	它就是场比赛，结果有输有赢，在每个人的意料之中，就像是体育课上不同队伍之间的比赛。最好能做一个优雅的赢家或冷静的输家。如果输了，务必不要去争吵。

♥ 当别人听到的与我说的不一样的时候…… ♡

查尔斯和他的表弟一起参加社区嘉年华，这时，他看到另一个男孩在"瞪着"他的表弟。他认为这个男孩是在欺负表弟，必须要反击。尽管查尔斯觉得自己的行为很英勇，但他说话的声音很大，语言也充满威胁，行为具有很强的攻击性（他推了那个男孩）。结果，保安被叫来了，据目击者说，查尔斯才是罪魁祸首。

不用说，查尔斯很不高兴。他感到自己遭遇了不公正的对待，很难听进去其他人对此事的看法。查尔斯的家人也感到不满和困惑。他的父亲知道查尔斯是个好心的孩子，可是他的言行举止却传达出不同的信息。

我们刚开始处理这件事时，查尔斯说的一番话让我们有了灵感，于是我们制定了词汇和意义量表。他说:"爸爸担心我是一名义勇侠(vigilante),可我只想当无辜者的卫士。"我们首先用卡通漫画(Gary, 1995)重新表达了每个人的想法。以视觉的形式呈现各自的想法不仅是我们处理此事的切入点,而且是一种情景再现。

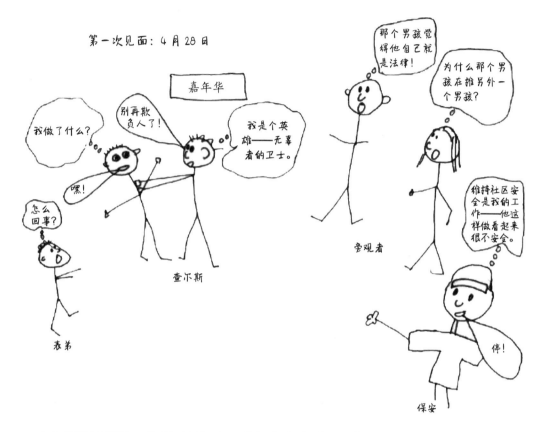

查尔斯需要帮助,他需要了解自己的行为会让别人有什么想法,以及会如何影响他人的行为。通过使用该量表,查尔斯能够直观地了解人们对保护者与霸凌者的不同看法,并参与讨论不同程度或等级的行为以及随后的惩罚。通过这个过程,团队可以确定几种让查尔斯充当保护者又不致让其他人误解的方式。查尔斯想成为"无辜者的卫士",团队希望帮助他一直树立这个有价值的目标。

研究小组列出可以成为保护者的人员清单。查尔斯、老师与小组也就这份人员清单达成了一致。他们讨论了人们可能在保护者身上看到的个人与行为特征,想出了保护者可能使用的语言,并将现实生活中的保护者与电视节目中的超级英雄进行了比较。让查尔斯想想哪些超级英雄的行为可能是好的,哪些是非法的,这将对他很有帮助。

目标词汇：义勇侠、无辜者的卫士	词汇和意义量表
等级	词汇和意义
5	**恶魔** 这种人很残忍，完全不顾别人的死活。他们伤害别人，而且非常非常可怕！
4	**义勇侠** 他们觉得自己就是法律，以自己的方式惩罚横行霸道的恶人。他们的意图可能是好的，但是违反了法律。
3	**专业的和平守护者** 军人、警察等。
2	**保护者** 爸爸和妈妈；大哥哥和大姐姐；保姆。如果你是大孩子，身体也比较强壮，请保护年幼和无助人士。
1	**帮手** 食品救助站的义工；给小宝宝读书的人；帮隔壁老人把家门口的雪铲掉的邻居。

♥ 终极目标 ♡

　　个体熟悉了一个策略，并开始把它用在不同的环境、情况和人身上，这就是泛化。泛化能力真是令人感到兴奋。自我管理和自我意识是使用 5 级量表要达成的两个主要目标，因此下面三个量表的完成就非常值得庆祝，它们是学生学习了量表之后，自己制定出来的。

　　第一个量表是由加拿大的 10 岁男孩哈里森·斯科特制定的，他住在不列颠哥伦比亚省温哥华市，他酷爱《星球大战》（Star Wars）。在使用 5 级量表了解如何自我调节情绪后，哈里森告诉母亲利亚，他想使用《星球大战》中的不同星球创造一个量表。他想出了"找寻你的内心感受"这个标题，巧妙地引用了影片中达斯·维达和卢克·天行者的对话台词，它代表了电影中情绪最激动的场景之一。令人惊讶的是，哈里森不仅将自己的量表与电影中非常情绪化的时刻联系在一起，还知道所有的行星，并且能够根据它们的特征将它们标记为不同的感受。

找寻你的内心感受 星球大战感受量表 （原始想法来自哈里森·斯科特，由哈里森·斯科特和利亚·凯莉创建）	
穆斯塔法： 感受强烈，被努力和复仇感裹挟，快要失去控制……火山星球。	
吉奥诺西斯： 能量太多……生气，无法做出积极决策。	
塔图因： 感受非常起伏不定、让人不舒服……它是个荒漠星球。	
霍斯星： 伤心、冰冷的感受……深呼吸、拥抱或聊天能（给我）带来平静。	
丹图因： 银河共和国——一个宁静的星球……平静的感受。	

第二个量表是由三年级学生埃莉诺·奎尔制定的，她通过量表了解自己的情绪和感受。埃莉诺的老师给了她一份原始的 5 级量表（请参阅第 67 页），让她画一画处在不同焦虑等级的自己——从一点也不焦虑到完全失去控制。然后，老师请埃莉诺填写表格的空白处，描述自己在每个等级时的感受，以及当她有那种感受时可以尝试做的事情。接下来，老师给埃莉诺在每个等级时的表情拍照，最后让埃莉诺找到它们在量表上的对应位置。

Name: Eleanor　　**My** five point **Scale**

Rating	Looks like	Feels like	I can *try* to
	Whoa! Yahoo! Hoorray!	very angry/mad feeling evil	being hyper having too much fun	make things better be calm
	My Tummy hurts! I'm hungry	Upset/ feeling like complaining Feeling mischievous	take a time out!! take deep breaths! be calm.
		happy enjoying life not bored	keep concentrating/ paying attention keep busy
		feeling a little drowsy Sleepy/feeling good	rest for a little while take a break
		falling asleep dozing off	stretching do something you like at school

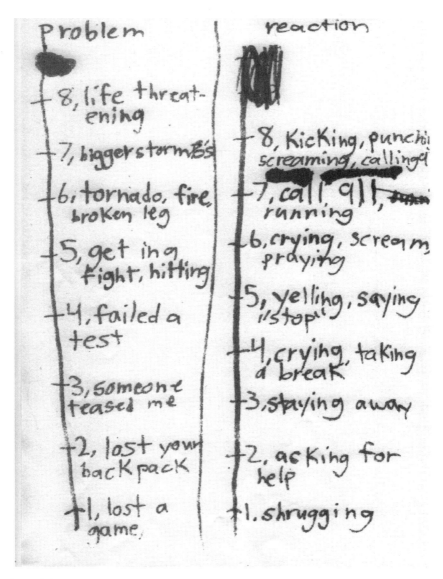

小学生塔图姆·安德森已经学会了如何使用量表给自己的问题评级，她制定了第三个量表。一天，塔图姆在上体育课，两位同学开始为比赛规则争论起来。他们的争论逐渐升级到肢体上的对抗。

塔图姆意识到，这两位同学需要一些训练才能理解他们对问题的反应与问题本身的严重程度并不匹配。所以，她自主地给她的量表添加了"反应量表"这一部分。

（图中对应译文，左列从上到下依次为：问题；8. 生命受到了威胁；7. 特别大的暴风雨；6. 龙卷风、火灾、腿断了；5. 和别人打架，打人；4. 考试没通过；3. 有人嘲笑我；2. 丢了背包；1. 比赛输了。右列从上到下依次为：反应；8. 拳打脚踢、尖叫、骂人；

7.拨打"911"，跑开；6.哭喊、尖叫、祈祷；5.大喊大叫，说"停"；4.哭泣，休息一下；3.离开；2.请求帮助；1.耸耸肩。）

〔感谢利亚·凯莉（Leah Kelley）、艾米（Amy）、斯科特·安德森（Scott Anderson）、卢安（Luann）和彼得·奎尔（Peter Quayle）等家庭与我们分享了他们的孩子的学习成果，感谢他们的无私贡献和鼎力支持；此外，我们也对明尼苏达州罗斯维尔的乔伊丝·桑托（Joyce Santo）老师表示感谢，感谢她在本章节给予的帮助。〕

使用 5 级量表时制订的目标和目的范本

我们经常遇到的一个问题是，"你们在使用 5 级量表时，是如何制订目标和目的的呢？"我们请一批认识的老师给我们列出了一些范本，说明他们是如何在学生的个别化教育计划中使用量表的。我们希望这些例子能够对你的计划有所帮助。

安德鲁

目标：

到 2013 年 5 月，安德鲁将在成人的指导下提高自己在声音方面的自我监控能力。在为期 2 周的量表使用时间内，他能够调节自己的声音大小，成功率能够从开始的 0% 提升到 70%。

目的：

根据连续 8 天的统计数据，老师可以预测：经过直接教学和演示后，安德鲁确定自己的声音属于声音量表上何种等级的准确率将达到 70%。

根据连续 8 天的统计数据，老师可以预测：经过直接教学和演示后，当成人指向声音量表上某个声音等级时，安德鲁改变自己的声音大小的概率将会达到 70%。

莎莉

目标：

根据连续 20 天的数据，老师可以预测：当莎莉因某个问题而感到沮丧时，70% 的情况下，她将使用 5 级问题量确定问题的大小，并根据问题的大小描述自己对问题的情绪反应，最大限度地降低由该问题引起的情绪反应，减少自己从问题中恢复所需的时间。

目的：

根据连续 10 天的数据，老师可以预测：如果出现了让人有些沮丧的"3 级"问题，莎莉将使用 5 级量表上的语言判定该问题的大小，准确率达到 75%。

根据连续 10 天的数据，老师可以预测：如果出现了 5 级量表上所定义的"4 级"问题，莎莉将能够陈述该问题，并成功地使用预先确定的策略减少自己的情绪反应，成功率达到 80%。

斯文

目标：

根据连续 10 天的数据，老师可以预测：斯文在工作人员的非口语辅助下，能够从不会监控和调节自己的情绪，到成功地使用 5 级量表和自我冷静策略（包括个人日志、冷静区、硬式黏土、迷宫或用 / 不用耳机听音乐），从而提高自我监控能力和情绪调节能力，其成功率将达到 75%。

目的：

出现状况时，斯文将通过 5 级压力量表和冷静策略，对情绪进行自我监控。根据连续 8 天的统计数据，老师可以预测：他在 90% 的情况下可以监控和调节自己的情绪，工作人员的非口语辅助次数将从 2012 年 1 月的 3 次下降到 2012 年 6 月的 1 次。

目标：

斯文将利用个别化的 5 级压力量表识别给他带来压力的事情，它们是什么样的，他自己有什么感受。根据连续 30 天的统计数据，老师可以预测：他将能够确定何种策略可以预防压力，何种活动可以控制情绪，准确率达到 70%。

目的：

根据第二评估周期的数据，老师可以预测：有了个别化的 5 级压力量表和相应的数据表后，斯文将会每天和老师进行 3 次检核，以练习如何为自己的压力评级。

根据数据，老师可以预测：斯文每天要在自己的 5 级压力量表和工作表上进行 3 次检核，并将在第三个评估周期中选择并实施一项与他所处压力等级相对应的冷静策略。

史蒂夫

目标：

当史蒂夫感到沮丧时，他准确表达自己感受的能力有所提高。根据连续 30 天的统计数据，老师可以预测：他将从沮丧时喊叫、哭泣、跺脚和 / 或扔东西提升到能够识别自己的身体感受，并使用冷静策略让自己冷静下来。

目的：

当史蒂夫感到沮丧时，若给他 5 级量表作为视觉支持，史蒂夫将会在出现问题行为（喊叫、哭泣、跺脚和 / 或扔东西）之前，用口语告知他人自己的身体感受所处的等级。根据连续 10 天的统计数据，特殊教育工作人员可以预测：在接下来的年度个别化教育计划中，史蒂夫将从目前 20% 使用该技能的成功率提升至 70%。

当史蒂夫感到沮丧时，若给他 5 级量表作为视觉支持，史蒂夫将能够识别自己的身体感受所处的等级，并使用量表上的冷静策略让自己冷静下来。根据连续 10 天的统计数据，特殊教育工作人员可以预测：在接下来的年度个别化教育计划中，史蒂夫将从目前 10% 使用该技能的成功率提升至 70%。

拉里

目标：

根据连续 15 天的统计数据，老师可以预测：到本学期末，当拉里想要参加自己喜欢的活动却被拒绝时，他的应对能力将有所提升，从原先会表现出问题行为（跑、打人、随地吐痰、扔东西、试图咬人），转变为能够说明自己的感受并使用冷静策略。

目的：

在 5 级生气量表和可能会让他生气的可视化场景的帮助下，拉里将能够说出自己当时的具体感受并使用冷静策略。拉里目前使用该技能的成功率达到 30%。到第 1 阶段报告完成时，根据测试结果，特殊教育人员可以预测：他使用该技能的成功率有望达到 60%；到第 2 阶段报告结束时，根据测量数据，老师可以预测：他的成功率将达到 80%。

乔

目标：

在事前预告和 5 级焦虑量表的帮助下，乔将从只能在自己熟悉的任务、环境中和熟悉的人员陪伴下才能参与学校活动，转变为在任务、环境和人员有变动的情况下也能保持冷静和专注。

计划：

· 乔将能每天进行 5 次准确的判断，以确定自己在 5 级量表上的焦虑等级。

· 根据连续 10 天的统计数据，老师可以预测：乔在 60% 的情况下能够确认自己焦虑升级的原因。

· 乔将制作包含 5 种策略的"工具箱"，一旦他给自己的评级达到 3 级或以上，他就可以使用这些策略让自己平静下来。

· 乔将根据《超过 5 就失控了》（Buron, 2007）一书中的活动，正确判断哪些事件和情境会让他感到焦虑。

· 乔能够将自己的工具箱策略与让他感到有压力的情境联系起来，并创设一个在情境自然发生时能够使用这些策略的计划。

目的：

在稍具挑战的情境下，乔将能够从工具箱里选择和使用一种策略，在三个学年中，每天的成功率将达到 80%。

在稍具挑战的情境下，乔将在行动过程中想出三个可行的方案，在三个学年中，成功率达到 80%。

在社交情境下，根据连续 15 天的统计数据，老师可以预测：乔将准确地预测行动的最终结果，准确率达到 70%。

♥ 更多目的 ♡

杰夫

根据班级里工作人员连续 10 天的统计数据，老师可以预测：在工作人员的辅助和可视化量表的帮助下，杰夫将能够确定自己在什么情况下会感到焦虑并解决该问题，成功率达到 80%。

斯文

根据工作人员连续 10 天的统计数据，老师可以预测：斯文在接受了积极互动量表的使用指导后，将能和工作人员一起想出 5 ~ 7 个互动技巧，这些技巧可以用在与同伴或工作人员互动的过程中，从而获得积极的互动结果，成功率达到 60%。

汤姆

根据班级里工作人员连续 10 天的统计数据，老师可以预测：在 5 级量表的辅助下，汤姆将能独立地选择并使用 3 种冷静策略（视觉提示、非口语提示、休息、动手操作等）来管理自己的焦虑，成功率达到 60%。根据连续 10 天的数据，老师可以预测：在 5 级声音量表的帮助下，汤姆将对事先安排好的非口语信号做出积极回应，该信号可以帮助他调节自己的语气和 / 或声音大小。

马克

到 2012 年 12 月，根据工作人员连续 15 天的统计数据，老师可以预测：有了 5 级焦虑量表后，马克将能够在社交情境中正确地判断对方的情绪反应等级。

杰里米

根据连续 15 天的日常行为统计数据，老师可以预测：如果杰里米有了 5 级量表的辅助，他将能够判断自己的焦虑处于哪一等级，并使用指定的策略让自己在 95% 的情况下都能保持冷静和有条不紊。

安迪

根据连续 30 天的统计数据，老师可以预测：通过 5 级量表的检核系统和计划，安迪将能够每天对自己的焦虑程度进行 3 次评级，然后把评级数据记录到周图表上。

根据连续 30 天的观察和记录，老师可以预测：通过 5 级量表的检核系统和计划，安迪不仅能够对自己进行 3 次评级，还能够开展事先制定好的冷静活动。

我们感谢以下教育工作者对本部分做出的贡献：

◎ 明尼苏达州明尼阿波利斯市的唐纳・阿舍（Donna Asher）老师

◎ 明尼苏达州明尼阿波利斯市的珍妮特・麦克唐纳（Janet McDonald）老师

◎ 明尼苏达州明尼阿波利斯市的凯莉・诺登（Kelly Norden）老师

◎ 明尼苏达州明尼阿波利斯市的艾德里安娜・乔纳斯（Adrienne Jonas）老师

◎ 明尼苏达州克拉弗里奇小学的言语病理学家霍莉・帕施克（Holly Paschke）

◎ 明尼苏达州明罗斯维尔的乔伊丝・桑托（Joyce Santo）老师

推荐阅读

卡丽·邓恩·比龙. 焦虑，变小！变小！[M]. 潘敏，译. 第 2 版. 北京：华夏出版社，2020.

卡丽·邓恩·比龙. 不要！不要！不要超过 5！：青少年社交行为指南 [M]. 潘敏，译. 北京：华夏出版社，2020.

卡丽·邓恩·比龙，简·蒂尔费尔德·布朗，等. 社交行为和自我管理：给青少年和成人的 5 级量表 [M]. 潘敏，译. 北京：华夏出版社，2020.

托尼·阿特伍德. 阿斯伯格综合征完全指南 [M]. 燕原，冯斌，译. 北京：华夏出版社，2020.

天宝·格兰丁，肖恩·巴伦. 社交潜规则：以孤独症视角解析社交奥秘 [M]. 张雪琴，译. 第 2 版. 北京：华夏出版社，2020.

卡罗尔·格雷. 社交故事新编 [M]. 鲁志坚，王漪虹，译. 十五周年增订纪念版. 北京：华夏出版社，2019.

琳达·A. 霍奇登. 促进沟通技能的视觉策略 [M]. 陈质采，李碧姿，译. 北京：华夏出版社，2019.

琳达·A. 霍奇登. 解决问题行为的视觉策略 [M]. 陈质采，龚万菁，译. 北京：华夏出版社，2019.

乔尔·沙乌尔. 用火车学对话：提高对话技能的视觉策略 [M]. 王漪虹，译. 北京：华夏出版社，2019.

乔尔·沙乌尔. 用电脑学社交：提高社交技能的视觉策略 [M]. 王漪虹，译. 北京：华夏出版社，2019.

乔尔·沙乌尔. 用颜色学沟通：找到共同话题的视觉策略 [M]. 王漪虹，译. 北京：华夏出版社，2019.

弗蕾达·布里格斯. 特殊儿童安全技能发展指南 [M]. 张金明，等译. 北京：华夏出版社，2017.

帕梅拉·沃尔夫伯格.孤独症儿童的游戏和想象力 [M].马安迪，索燕京，译.第 2 版.北京：华夏出版社，2017.

艾米·布伊.行为导图：改善孤独症谱系或相关障碍人士行为的视觉支持策略 [M].黎文生，等译.北京：华夏出版社，2017.

利安娜·霍利迪·威利.故作正常：与阿斯伯格征和平共处 [M].朱宏璐，译.北京：华夏出版社，2016.

特丽·库温霍芬.智能障碍儿童性教育指南：正确认识身体、界限和性 [M].林纯真，刘琼瑛，译.北京：华夏出版社，2016.

埃伦·诺特波姆.孤独症孩子希望你知道的十件事 [M].秋爸爸，燕原，译.最新增订版.北京：华夏出版社，2014.

洛娜·温.孤独症谱系障碍：家长及专业人员指南 [M].孙敦科，译.北京：华夏出版社，2013.

图书在版编目（CIP）数据

神奇的 5 级量表：提高孩子的社交情绪能力：第 2 版/（美）卡丽·邓恩·比龙（Kari Dunn Buron），（美）米茨·柯蒂斯（Mitzi Curtis）著；潘敏译.--北京：华夏出版社有限公司，2020.11（2021.3 重印）

（5 级量表系列）

书名原文：The Incredible 5-Point Scale, The Significantly Improved and Expanded Second Edition: Assisting students in understanding social interactions and controlling their emotional responses

ISBN 978-7-5080-9942-2

Ⅰ．①神…　Ⅱ．①卡…　②米…　③潘…　Ⅲ．①孤独症－康复训练　Ⅳ．① R749.940.9

中国版本图书馆 CIP 数据核字(2020)第 082107 号

The Incredible 5-Point Scale: Assisting students in understanding social interactions and controlling their emotional responses—The Significantly Improved and Expanded Second Edition by Kari Dunn Buron and Mitzi Curtis

Original copyright © by AAPC Publishing, U.S.A.

Chinese edition copyright © 2020 by Huaxia Publishing House Co., Ltd.

All rights reserved.

©华夏出版社有限公司　未经许可，不得以任何方式使用本书全部及任何部分内容，违者必究。

北京市版权局著作权合同登记号：图字 01-2020-2773 号

神奇的 5 级量表（第 2 版）：提高孩子的社交情绪能力

作　　者	［美］卡丽·邓恩·比龙　　［美］米茨·柯蒂斯
译　　者	潘　敏
责任编辑	薛永洁　李傲男
出版发行	华夏出版社有限公司
经　　销	新华书店
印　　刷	三河市万龙印装有限公司
装　　订	三河市万龙印装有限公司
版　　次	2020 年 11 月北京第 1 版　　2021 年 3 月北京第 2 次印刷
开　　本	787×1092　　1/16 开
印　　张	7.5
字　　数	60 千字
定　　价	48.00 元

华夏出版社有限公司　地址：北京市东直门外香河园北里 4 号　邮编：100028
网址：www.hxph.com.cn　　电话：(010)64663331（转）

若发现本版图书有印装质量问题，请与我社营销中心联系调换。